Hanan Elzeblawy Hassan
Eman Mohamed Alsherbieny
Mariam Riad Fahmy

Dor de osteoartrite do joelho

Hanan Elzeblawy Hassan
Eman Mohamed Alsherbieny
Mariam Riad Fahmy

Dor de osteoartrite do joelho

Estratégias de sobrevivência entre as mulheres idosas da cidade de Beni-Suef

ScienciaScripts

Imprint

Any brand names and product names mentioned in this book are subject to trademark, brand or patent protection and are trademarks or registered trademarks of their respective holders. The use of brand names, product names, common names, trade names, product descriptions etc. even without a particular marking in this work is in no way to be construed to mean that such names may be regarded as unrestricted in respect of trademark and brand protection legislation and could thus be used by anyone.

Cover image: www.ingimage.com

This book is a translation from the original published under ISBN 978-620-7-47365-6.

Publisher:
Sciencia Scripts
is a trademark of
Dodo Books Indian Ocean Ltd. and OmniScriptum S.R.L publishing group

120 High Road, East Finchley, London, N2 9ED, United Kingdom
Str. Armeneasca 28/1, office 1, Chisinau MD-2012, Republic of Moldova, Europe
Printed at: see last page
ISBN: 978-620-7-39299-5

Copyright © Hanan Elzeblawy Hassan, Eman Mohamed Alsherbieny, Mariam Riad Fahmy
Copyright © 2024 Dodo Books Indian Ocean Ltd. and OmniScriptum S.R.L publishing group

Estratégias de enfrentamento entre mulheres idosas
Sofre de osteoartrite do joelho
Dor na cidade de Beni-Suef

Por

Mariam Riad Fahmy

(B.SC. Enfermagem, 2007)

Faculdade de Enfermagem

Universidade de Minia

Supervisionado por

Assista. Prof. Dr. Hanan Elzeblawy Hassan

Vice-Reitor para os Estudos de Pós-Graduação e Investigação.

Professor Assistente de Enfermagem de Saúde Materna e Neonatal

Faculdade de Enfermagem, Universidade de Beni Suef

Assista. Prof. Dr. Eman Mohamed Alsherbieny

Professor assistente de Enfermagem de Saúde Comunitária

Faculdade de Enfermagem, Universidade de Beni Suef

Universidade de Beni-Suef

2021

Agradecimentos

Antes de mais, sinto-me sempre em dívida para com Deus, o **Clemente** e **Misericordioso**, que me deu a força para realizar este trabalho,

A minha profunda gratidão à Prof. **Hanan Elzeblawy Hassan** Vice-Reitora para os Estudos de Pós-Graduação e Assuntos de Investigação, Professora Assistente de Enfermagem de Saúde Materna e Neonatal, pela sua valiosa orientação e supervisão especializada, para além do seu grande apoio e encorajamento. É uma honra para mim concluir este trabalho sob a sua supervisão.

Devo expressar os meus mais profundos agradecimentos à Assist. **Dr. Eman Mohamed Alsherbieny,** professor assistente de Enfermagem de Saúde Comunitária, Universidade Beni Suef, por me ter orientado ao longo deste trabalho e por me ter concedido muito do seu tempo. Aprecio muito os seus esforços.

Um agradecimento especial aos meus **pais**, ao meu **marido** e a todos os membros da minha **família** pelo seu encorajamento contínuo, por me terem suportado e apoiado.

Mariam Riad Fahmy

Dor de osteoartrite do joelho

Assista. Prof. Hanan Elzeblawy Hassan

Professora auxiliar de Enfermagem de Saúde Materna e Neonatal
Vice-Decano para os estudos de pós-graduação e assuntos de investigação, Faculdade de Enfermagem, Universidade de Beni-Suef

Assista. Prof. Eman Mohamed Alsherbieny

Professor assistente de Enfermagem de Saúde Familiar e Comunitária, Faculdade de Enfermagem, Universidade de Beni-Suef

Mariam Riad Fahmy

(B.SC. Enfermagem)

Índice

Introdução	**8**
Objetivo do estudo	**14**
Revisão da literatura	**15**
Objeto e métodos	**63**
Discussão	**96**
Conclusão	**111**
Resumo	**113**
O presente estudo revelou os seguintes resultados principais:	**115**
Referências	**118**

Estratégias de controlo entre mulheres idosas que sofrem de dores de osteoartrite do joelho na cidade de Beni-Suef

Mariam Riad Fahmy[1], Hanan Elzeblawy Hassan[2], Eman Mohamed Alsherbieny[3]

[1] LICENCIATURA EM ENFERMAGEM. Enfermagem, 2007, Universidade Beni-Suef, *Egipto*
[2] Assista. Professora de Enfermagem de Saúde Materna e Neonatal, Faculdade de Enfermagem, Universidade de Beni-Suef, *Egipto*
[3] Professora assistente de Enfermagem de Saúde Comunitária, Faculdade de Enfermagem, Universidade de Beni-Suef, *Egipto*

RESUMO

Antecedentes: A osteoartrite (OA) é a principal causa de dor e incapacidade nas mulheres idosas. É mais comum nas mulheres do que nos homens. *Objetivo:* Este estudo teve como objetivo avaliar as estratégias de sobrevivência das mulheres idosas que sofrem de dores provocadas pela osteoartrite (OA) do joelho na cidade de Beni-Suef. *Desenho:* No presente estudo foi utilizado um desenho de investigação descritivo e transversal. *Local:* o estudo foi realizado no hospital universitário de Beni Suef, no ambulatório de ortopedia e na unidade de fisioterapia. *Sujeitos:* No presente estudo, foi recrutada uma técnica de amostragem consecutiva não probabilística de um total de 300 mulheres estudadas no local anteriormente mencionado. *Instrumentos:* I- Questionário de entrevista: foi desenvolvido pelo investigador; é composto por 2 partes: - dados demográficos e história clínica da artrite do joelho, II- Escala de Katz, III- Escala Visual Analógica (EVA) e IV- Inventário de Coping da Dor (ICD). *Resultados:* mais de dois terços (70%) das idosas estudadas apresentavam dor intensa e (30%) delas apresentavam dor moderada. A estratégia de enfrentamento da dor do inventário de distração apresentou a maior porcentagem de escore médio entre as demais estratégias estudadas (62,46%) e a estratégia do inventário de dor em repouso apresentou a menor porcentagem de escore de dor (55,0%). houve forte correlação negativa entre o inventário de enfrentamento da dor total e a escala visual analógica e entre a escala de Katz para AVD e a escala visual analógica. Por outro lado, verificou-se uma correlação positiva entre a escala de Katz para as AVD e o inventário de controlo da dor. *Conclusão:* As estratégias activas de coping mais frequentemente aplicadas pelas mulheres estudadas foram a distração e a transformação da dor. Relativamente às estratégias de coping passivas aplicadas pelas mulheres, o repouso e o retiro foram as mais utilizadas pelas mulheres estudadas. *Recomendações:*

Aumente a consciencialização pública sobre a eficácia e tolerabilidade do coping na redução da dor e das complicações da osteoartrite através de um programa dirigido às pessoas da comunidade.

Palavras-chave: Estratégias de Enfrentamento, Idosos, Osteoartrite do Joelho, Dor, Mulheres

Introdução

O envelhecimento é um processo gradual e contínuo de mudança natural que começa no início da idade adulta. Durante o início da meia-idade, muitas funções corporais começam a diminuir gradualmente. As doenças mais comuns na velhice incluem perda de audição, cataratas e erros de refração, dores nas costas e no pescoço e osteoartrite, doença pulmonar obstrutiva crónica, diabetes, depressão e demência. À medida que as pessoas envelhecem, é mais provável que sofram de várias doenças ao mesmo tempo **(Timalsina & Songwathana, 2020)**.

A osteoartrite (OA) é a forma mais comum de artrite. Algumas pessoas chamam-lhe doença articular degenerativa ou artrite de "desgaste". Ocorre mais frequentemente nas mãos, ancas e joelhos. Com a OA, a cartilagem dentro de uma articulação começa a quebrar e o osso subjacente começa a mudar. Estas alterações desenvolvem-se normalmente de forma lenta e agravam-se com o tempo. A OA pode causar dor, rigidez e inchaço. Nalguns casos, também causa redução da função e incapacidade; algumas pessoas deixam de conseguir realizar tarefas diárias ou trabalhar *(Magni et al., 2021)*.

A osteoartrite (OA) é a causa mais comum de dor na velhice, 43% dos doentes com OA têm 65 anos ou mais e 88% das pessoas com OA têm 45 anos ou mais. A incidência anual de OA do joelho é mais elevada entre os 55 e os 64 anos. Mais de metade dos indivíduos com OA do joelho sintomática têm menos de 65 anos. 62% dos indivíduos com OA são mulheres. Entre as pessoas com menos de 45 anos, a OA é mais comum nos homens; acima dos 45 anos, a OA é mais comum nas mulheres *(Shamekh et al., 2022)*.

A osteoartrite do joelho (OA) é uma doença articular progressiva multifatorial comum, caracterizada por dor crónica e incapacidade funcional. A OA do joelho é responsável por quase quatro quintos do peso da OA em todo o mundo e aumenta com a obesidade e a idade. Até à data, a OA do joelho não tem cura, exceto a artroplastia do joelho, que é considerada um tratamento eficaz numa fase avançada da doença, mas que é responsável por custos de saúde substanciais *(Jeanmaire et al., 2018)*.

A OA é causada por danos ou rutura da cartilagem articular entre os ossos. As lesões nas articulações ou a utilização excessiva, como a flexão do joelho e o stress repetitivo sobre uma articulação, podem danificar uma articulação e aumentar o risco de OA nessa articulação. Idade; o risco de desenvolver OA aumenta com a idade. Género; as mulheres têm maior probabilidade de desenvolver OA do que os homens, especialmente depois dos 50 anos. Obesidade; o peso extra coloca mais stress nas articulações, especialmente nas articulações que suportam peso, como as ancas e os joelhos. Este stress aumenta o risco de OA nessa articulação. A obesidade também pode ter efeitos metabólicos que aumentam o risco de OA. Genética; as pessoas que têm familiares com OA têm maior probabilidade de desenvolver OA. As pessoas que têm OA das mãos têm maior probabilidade de desenvolver OA do joelho. Raça; algumas populações asiáticas têm menor risco de OA *(To et al., 2019)*.

Os sintomas da OA desenvolvem-se frequentemente de forma lenta e agravam-se com o tempo. Os sinais e sintomas da osteoartrite incluem: dor durante todos os movimentos, rigidez; a rigidez das articulações pode ser mais notada ao acordar ou depois de estar inativo, sensibilidade, perda de flexibilidade, sensação de ranger, inchaço que pode ser causado pela inflamação dos tecidos moles à volta da articulação e esporões ósseos - estes pedaços extra de osso, que parecem protuberâncias duras, podem formar-se à volta da articulação afetada. A osteoartrite é uma doença degenerativa que se agrava com o tempo, resultando frequentemente em dor crónica. A dor e a rigidez das articulações podem tornar-se suficientemente graves para dificultar as tarefas diárias *(Shamekh et al., 2022)*.

Além disso, a dor e a incapacidade da osteoartrite podem provocar depressão e perturbações do sono. O diagnóstico da osteoartrite do joelho é efectuado através de exame físico, radiografias e exames laboratoriais. Não existe cura para a OA, pelo que os sintomas da OA são tratados através de uma combinação de terapias, que podem incluir: aumento da atividade física, fisioterapia com exercícios de fortalecimento muscular, perda de peso, medicamentos, incluindo analgésicos de venda livre e medicamentos sujeitos a receita médica, dispositivos de apoio, como muletas ou bengalas, e cirurgia, se outras opções de tratamento não tiverem sido eficazes *(Sakellariou et al., 2017)*.

O coping é definido como os pensamentos e

comportamentos mobilizados para gerir situações de stress internas e externas. O coping é geralmente categorizado em quatro categorias principais: focado no problema, focado na emoção, focado no significado e coping social. Para os doentes com osteoartrite do joelho, pode ser difícil lidar com os sintomas da osteoartrite que interferem com as actividades habituais da vida diária. Os doentes com osteoartrite do joelho podem lidar com isso desfrutando de actividades de lazer, não se esqueça de se mimar, por vezes uma mudança de ambiente pode ajudar, mesmo que seja apenas para uma viagem de um dia. É provável que uma mudança de cenário provoque uma boa disposição e alivie o stress, faça exercício e aumente a atividade física *(Runhaar & Zhang, 2018)*.

O papel do enfermeiro na gestão do risco e da progressão da OA tem vindo a evoluir, por exemplo, nos cuidados primários, no ensino, na investigação e noutras tarefas e contextos. Os enfermeiros ajudam a diagnosticar e a avaliar o impacto funcional e psicossocial da doença, administram a medicação e o controlo da dor, monitorizam a evolução da doença, educam os doentes e coordenam os cuidados com outros prestadores de cuidados (terapeutas físicos, ocupacionais e psicossociais). A compreensão das manifestações clínicas e dos critérios de diagnóstico da OA constitui a base para estas actividades *(Ferri, 2020)*.

Importância do estudo:

A osteoartrite é uma doença autoimune crónica e progressiva de etiologia ainda desconhecida, caracterizada principalmente por inflamação das articulações e derrame sinovial, que pode resultar em alterações destrutivas. Além disso, a OA é uma doença inflamatória crónica autoimune que afecta as articulações e os órgãos, com uma prevalência mundial de aproximadamente 5 por 1000 pessoas. A dor e o inchaço das articulações e a fadiga são sintomas comuns que podem reduzir a função física e afetar a qualidade de vida (QdV). Além disso, 20 milhões de pessoas em todo o mundo sofrem de artrite reumatoide; uma doença ligada a uma resposta imunitária que ocorre quando o corpo mistura tecidos e substâncias estranhas e se ataca a si próprio. A doença causa esta doença e aspereza nas articulações e pode levar a inflamação noutros órgãos *(Raunsbæk et al., 2021)*.

Nos Estados Unidos da América, registaram-se 5270,81 casos prevalentes de OA. A prevalência foi maior nas mulheres (3170,44 casos em 2019) do que nos homens (2100,37 casos em 2019) de todas as idades, e maior nas pessoas com idade entre 60 e 64 anos em ambos os sexos. Além disso, a OA do joelho, da anca e de outras articulações aumentou, mas diminuiu para a OA da mão *(Otón & Carmona, 2019)*. Dado que a incidência e a prevalência da osteoartrite aumentam com a idade, o aumento da esperança de vida resultará num maior número de pessoas com esta doença. No Reino Unido (RU), 20% a 30% dos idosos com mais de 60 anos têm osteoartrite sintomática. No Médio Oriente, mais de um milhão de pessoas sofrem de OA no Iraque, Iémen, Arábia Saudita e Síria *(Conrozier & Lohse, 2022)*.

No Egipto, a prevalência da OA é de 8,5% na população adulta total, aproximadamente 85% dos indivíduos com mais de 75 anos de idade apresentam alguns sintomas de osteoartrite. 40% dos indivíduos com esta doença têm dificuldades significativas nas actividades diárias, a ponto de interferirem com o trabalho ou com os papéis sociais. Além disso, 29,5% das doenças mais prevalentes entre as mulheres idosas. Este facto pode dever-se às alterações osteoporóticas pós-menopáusicas nas mulheres *(Shamekh et al., 2022)*.

Os enfermeiros desempenham um papel importante no apoio aos doentes para que participem ativamente no tratamento das suas doenças crónicas e para que adquiram competências de autogestão. Por isso, o objetivo do presente estudo foi avaliar as estratégias de enfrentamento das mulheres idosas que sofrem de dores provocadas pela osteoartrite (OA) do joelho na cidade de Boni Suof.

Objetivo do estudo

O objetivo deste estudo foi avaliar as estratégias de sobrevivência das mulheres idosas que sofrem de dores provocadas pela osteoartrite (OA) do joelho na cidade de Beni-Suef.

Questão de investigação:

Para cumprir o objetivo deste estudo, foram formuladas as seguintes questões de investigação:

Quais são as estratégias utilizadas pelas mulheres idosas que sofrem de dores provocadas pela osteoartrite (OA) do joelho na cidade de Beni-Suef?

Revisão da literatura

Capítulo I: Envelhecimento

O envelhecimento é definido como uma deterioração progressiva inevitável da função fisiológica com o aumento da idade, caracterizada demograficamente por um aumento da mortalidade dependente da idade e pelo declínio da fecundidade. O declínio ou a perda de adaptação causados pelo declínio progressivo no tempo das forças de seleção natural de Hamilton e pela acumulação de danos ao longo do tempo *(Kyriazis, 2020)*.

As mulheres vivem mais do que os homens e constituem a maioria das pessoas idosas, sendo que a sua percentagem no grupo populacional aumenta com a idade. Entre os 65 e os 74 anos, encontram-se 82 homens por cada 100 mulheres. Na faixa etária entre os 65 e os 74 anos, encontram-se 65 homens por cada 100 mulheres, enquanto na faixa etária entre os 75 e os 84 anos, o rácio é de 41 homens por cada 100 mulheres. Atualmente, as mulheres vivem mais do que os homens 4,8 anos. A nível mundial, espera-se que as mulheres com 65 anos vivam mais 18 anos, enquanto os homens com a mesma idade vivem, em média, mais 16 anos. As projecções indicam que, em 2050, as mulheres representarão 54% da população mundial com 65 anos ou mais *(Farrugia-Bonello, 2021)*.

Causas do envelhecimento

O envelhecimento é uma fase invencível com mudanças corporais contínuas, o que fez com que os biólogos estudassem esta fase biológica e colocassem muitas teorias e hipóteses para explicar o processo de envelhecimento. Em geral, existem diferentes teorias sobre o processo de envelhecimento e considera-se que a mais aceitável parte do princípio de que o envelhecimento biológico é influenciado por dois tipos principais de factores: factores programados e factores relacionados com danos *(Chung & Kennedy, 2020).*

A osteoartrite é a mais prevalente e incapacitante das doenças crónicas que afectam as mulheres idosas em todo o mundo. A prevalência da osteoartrite nas mulheres aumenta drasticamente após os 50 anos de idade. As mulheres têm um risco duas vezes superior ao dos homens de desenvolver osteoartrite bilateral do joelho e 2,6 vezes superior ao dos homens de desenvolver osteoartrite da mão. A OA é considerada a oitava causa mundial de incapacidade, especialmente entre as mulheres idosas. A obesidade tem um impacto negativo na biomecânica, pelo menos nas articulações de suporte de peso, e demonstrou ser um fator de risco para a OA *(Chen, et al, 2018).*

Os factores que contribuem para o declínio da função física são numerosos e incluem o aumento da adiposidade, bem como uma massa muscular esquelética, força e potência inadequadas. Em comparação com os homens da mesma idade, as mulheres idosas tendem a ter uma maior adiposidade, menores quantidades de massa muscular esquelética, menor densidade muscular (o que reflecte uma maior infiltração de lípidos nos músculos), menos força muscular e menor potência muscular, o que as coloca em maior risco de sofrerem de uma função física deficiente e de incapacidade *(Yousefzadeh, et al, 2021)*.

Factores programados que indicam que os aspectos genéticos foram demonstrados em muitos estudos de diferentes espécies, incluindo centenários humanos. Algumas investigações demonstraram que alterações em genes específicos podem prolongar o tempo de vida em algumas espécies, como a levedura e as lombrigas. Verificou-se que alguns casos estavam associados à longevidade humana. As teorias genéticas do envelhecimento propõem que o envelhecimento é programado dentro de cada gene individual. A morte celular programada (apoptose) é controlada por um relógio biológico através de informação genética no núcleo da célula. Os genes responsáveis pela apoptose explicam a morte celular e são menos aplicáveis à morte de um organismo inteiro *(Sgarbieri & Pacheco, 2017)*

O aumento da apoptose celular pode estar correlacionado com o processo de envelhecimento, mas não pode ser considerado como causa de morte. Tanto os factores ambientais como as mutações genéticas podem influenciar a expressão dos genes e acelerar o processo de envelhecimento. Recentemente, o relógio epigenético, que mede a idade biológica das células e dos tecidos, pode tornar-se útil para testar diferentes teorias do envelhecimento biológico *(Amarya, Singh & Sabharwal, 2018)*.

Os investigadores descobriram que o relógio epigenético pode prever o tempo de vida em diferentes etnias, mesmo com a presença de factores de risco como a idade, o sexo, o peso, o hábito de fumar e a história genética. Ao utilizar o relógio epigenético, os cientistas puderam calcular a idade do sangue e dos tecidos e determinaram a esperança de vida. As alterações no ADN são representadas pelo encurtamento dos telómeros, pela metilação do ADN e pela variação do gene *(Wang & Ben, 2020)*.

Os estudos fisiológicos antigos indicam que existem correlações entre o papel metabólico, o tamanho do corpo e a longevidade (duração da vida). Verificou-se que as espécies de vida longa são maiores e gastam menos calorias por grama de massa corporal do que as espécies de vida curta mais pequenas. De facto, o animal nasce com uma quantidade limitada de materiais, energia potencial e capacidade fisiológica, pelo que foi sugerido que o animal crescerá mais rapidamente quando as actividades bioquímicas e a taxa metabólica forem mais rápidas, o que significa que o envelhecimento pode resultar da velocidade a que a vida está ativa. Os cientistas propõem que a restrição calórica (RC) tem um papel no processo de envelhecimento e funciona para retardar a taxa metabólica em conformidade com o consumo de energia, prolongando assim o tempo de vida em muitas espécies *(Morgunova et al., 2018)*.

Verificou-se que uma diminuição da via de sinalização da hormona do crescimento / fator de crescimento semelhante à insulina1 está associada a uma maior longevidade em várias espécies. O mecanismo pelo qual a esperança de vida aumenta não é claro, mas um estudo anterior aplicado a várias estirpes de ratinhos concluiu que a diminuição da sinalização da GH/IGF1 pode afetar positivamente a sensibilidade à insulina e a resistência ao stress, resultando numa proteção contra a carcinogénese *(Chung & Kennedy, 2020)*.

No entanto, nesta teoria, o processo de envelhecimento e a mortalidade são controlados por dois factores: factores internos e factores externos (doenças e acidentes), como mostra a figura 1. Apesar do facto de o gene poder tornar o seu portador mais forte e mais resistente, nunca pode excluir os efeitos dos factores externos (factores que causam a morte). Tanto os factores internos como os externos contribuem para que o envelhecimento ocorra *(Sgarbieri & Pacheco, 2017)*

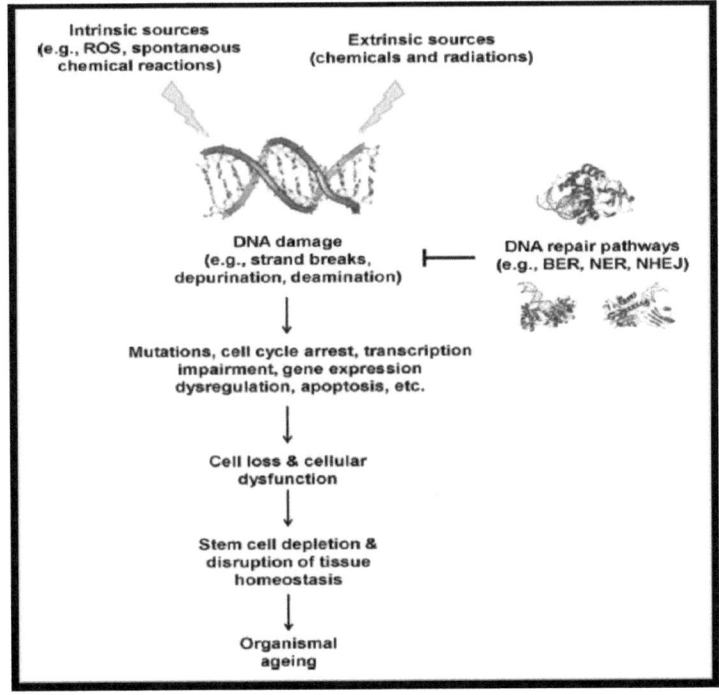

Figura (1) Factores do processo de envelhecimento

Sgarbieri, V. C., & Pacheco, M. T. (2017): Envelhecimento humano saudável: Fatores intrínsecos e ambientais. Revista Brasileira de Tecnologia de Alimentos, 20(0). doi:10.1590/1981-6723.00717

Factores causadores de danos; a teoria dos danos é a teoria que se baseia no conceito de que os danos são causados quer por subprodutos tóxicos normais do metabolismo e da função celular, quer por uma reparação ineficaz. Estas diferentes formas de danos acumulam-se ao longo da vida, resultando no envelhecimento. A falha funcional dos sistemas do corpo pode resultar da acumulação lenta e do atraso na reparação dos danos, pelo que estes danos podem causar a falha de órgãos vitais como o coração, os rins ou mesmo a falha de todo o corpo. Num estudo anterior, verificou-se que os erros na reparação do ADN influenciam a corrente de informação nas células *(Yousefzadeh, et al, 2021).*

O erro no processo de transcrição do ADN resulta num erro na síntese proteica e produz proteínas danificadas. Estes erros frequentes matam a célula e provocam o seu envelhecimento. As porções danificadas acumulam-se ao longo do tempo, levando à perda da sua capacidade de desempenhar diferentes funções, como a perda da atividade catalítica com a idade. Estes eventos resultam em diferentes anomalias funcionais e disfunções celulares que, definitivamente, criam mais danos. Em estudos mais recentes, foi aprovado que estes eventos são mais susceptíveis de estar envolvidos em doenças relacionadas com a idade *(Chen, et al, 2018).*

Factores relacionados com danos como condições stressantes e estilo de vida pouco saudável. As condições de stress podem induzir a libertação de várias hormonas de stress. Estas hormonas são libertadas em situações de stress e provocam diferentes efeitos e problemas, incluindo um aumento do ritmo cardíaco e da pressão arterial, bem como o desenvolvimento de diabetes mellitus. Quando as condições de stress se prolongam, a hormona cortisol é libertada para atenuar estes efeitos, mas cria muitos outros problemas de saúde, especialmente quando aumenta de forma crónica. As condições de stress desempenham um papel na aceleração do processo de envelhecimento. As condições de stress desempenham um papel importante na aceleração do processo de envelhecimento, pois conduzem à acumulação de gordura na barriga, causando inflamação e resistência à insulina *(Sakaniwa et al., 2022)*.

Muitos factores relacionados com o estilo de vida, como o exercício, o tabagismo, o álcool e a restrição calórica, podem afetar o tempo de vida, atrasando ou mesmo prevenindo algumas doenças relacionadas com a idade. Verificou-se que uma quantidade de sono inferior a cinco horas por dia pode criar muitos problemas relacionados com a idade e aumentar o risco de morte devido a doenças cardiovasculares *(Mehrsafar et al., 2020)*.

O envelhecimento resulta em muitos fenómenos fisiológicos ao nível das células e dos tecidos. Estes fenómenos fisiológicos são geralmente representados por uma diminuição do número de células, uma deterioração das proteínas dos tecidos, uma atrofia das células e dos tecidos, uma diminuição da atividade e da taxa metabólicas, uma diminuição dos fluidos corporais, bem como uma deterioração do metabolismo de alguns iões. Todas as alterações que ocorrem devido aos processos de envelhecimento afectam definitivamente as funções de todos os sistemas do corpo, embora o efeito possa ocorrer a um ritmo diferente *(Amarya, Singh & Sabharwal, 2018)*.

Na atrofia, o encolhimento das células é um dos fenómenos de deterioração do envelhecimento; se um número suficiente de células diminuir de tamanho, todo o órgão se atrofia. Esta alteração ocorre após a idade normal em qualquer tecido e órgão, como a mama e os ovários. A causa da atrofia é desconhecida, mas é provável que se deva à redução do uso, à diminuição da carga de trabalho, à diminuição da irrigação sanguínea ou da nutrição da célula e à redução da estimulação por nervos e hormonas. A hipertrofia ocorre quando as células aumentam de tamanho. É causada por um aumento das proteínas na membrana e nas estruturas celulares, mas não por um aumento da quantidade de fluidos. Com a idade, quando algumas células se atrofiam, outras podem hipertrofiar-se para compensar a redução da massa celular *(Marzuca-Nassr, et al, 2020)*.

A hiperplasia é o aumento do número de células, o que se deve a um aumento da taxa de divisão celular. A hiperplasia ocorre para compensar a redução das células, permitindo que alguns tecidos e órgãos aumentem de tamanho, como a pele, o fígado e a medula óssea. Por exemplo, o fígado pode substituir até 70% da sua estrutura no espaço de duas semanas após uma lesão. A displasia é o tamanho, a forma e a organização das células que se tornam anormais. A displasia é comum nas células do colo do útero e no revestimento do trato respiratório. A neoplasia é a formação de um tumor maligno ou benigno. As células neoplásicas dividem-se e reproduzem-se rapidamente e podem ter formas invulgares e, por conseguinte, funções anormais *(Kyoda et al., 2019)*.

Efeito do envelhecimento no sistema esquelético

As alterações no osso são um dos efeitos mais importantes da idade no corpo. Tanto a qualidade como a quantidade da matriz óssea são influenciadas pela idade, pelo que a matriz óssea se torna menos resistente e menos flexível do que a matriz óssea do adulto jovem. Além disso, a degradação da matriz pelos osteoclastos ocorre a um ritmo mais rápido do que a formação da matriz pelos osteoblastos. A alteração mais significativa no osso é a perda de cálcio, que se deve à perturbação da regulação do nível de Ca2+ pelas hormonas. O osso esponjoso é perdido porque as trabéculas se tornam fracas e finas. O osso compacto começa a perder-se por volta dos 40 anos de idade *(Salman, 2020)*.

A taxa de perda aumenta com a idade. Outro fator que pode contribuir para a perda óssea é a síntese lenta de proteínas, que afecta as fibras de colagénio que conferem ao osso a sua força e flexibilidade. Em geral, o osso do homem é mais forte do que o da mulher, devido ao efeito da hormona testosterona, que torna o osso mais denso. Além disso, a perda óssea nas mulheres é mais grave do que nos homens. Nas mulheres, a perda de cálcio do osso começa por volta dos 30 anos e aumenta com a idade, chegando a 30% do cálcio perdido do osso *(Barrett & Gumber, 2018)*.

Por outro lado, nos homens, a perda de cálcio começa quando atingem os 60 anos. A perda de osso aumenta o risco de fratura nos idosos. Estas alterações provocam dores, rigidez e deformações. A altura pode diminuir e a coluna vertebral torna-se mais curvada. A perda óssea torna os idosos propensos à perda de dentes. Pensa-se que todas estas alterações ocorrem devido a mudanças no equilíbrio hormonal e no nível de atividade *(Distefano & Goodpaster, 2017)*.

À medida que a pessoa envelhece, a cartilagem torna-se mais fina e desgastada. Isto afecta os movimentos e torna-os dolorosos e menos flexíveis. A cartilagem costal torna-se calcificada, o que resulta numa restrição da respiração. A fibrocartilagem, as cartilagens que proporcionam amortecimento às vértebras, sofrem uma perda de água e de células após os 40 anos, o que leva a um declínio do nível de amortecimento *(Azzolino et al., 2021)*.

As cartilagens influenciadas causam muitas alterações nas articulações e nas articulações sinoviais de uma forma que pode criar dificuldades e problemas às pessoas idosas. Para além da diminuição do líquido sinovial, das fibras elásticas e de colagénio, que são responsáveis pela elasticidade e flexibilidade do tecido. A amplitude da motilidade diminui devido ao encurtamento e à redução da flexibilidade dos ligamentos e dos tendões. Além disso, a diminuição das actividades das pessoas idosas leva a uma maior redução da flexibilidade das articulações e à limitação dos movimentos *(Levitin, 2020)*.

A massa muscular esquelética diminui com a idade. Foi registado que o declínio da massa muscular ao longo da vida é de 0,37% por ano nas mulheres e de 47% por ano nos homens. Esta percentagem de perda muscular aumenta quando as pessoas atingem os 75 anos de idade em ambos os sexos. Também se verificou que a atrofia dos músculos esqueléticos é acelerada quando as actividades físicas estão ausentes e que a perda muscular costuma ser acompanhada por uma diminuição da força, o que pode aumentar o risco de incapacidade física e de perturbações mais tarde *(Xu & Van Remmen, 2021)*.

A nível miocelular, os estudos revelaram uma redução significativa do tamanho das fibras musculares. Esta redução depende do tipo de fibras musculares: as do tipo II diminuem de tamanho em cerca de 10 a 40% em comparação com as dos jovens, enquanto as do tipo I não são afectadas pela idade. O número total de fibras musculares também diminui. Esta observação sugere que a atrofia muscular com a idade pode dever-se à perda de fibras musculares. A principal razão para a perda de músculo esquelético é atribuída ao desequilíbrio entre a síntese proteica e a degradação proteica do músculo *(Barrett & Gumber, 2018)*.

A função contrátil e o acoplamento excitação - contração sofrem alterações. Estas alterações são representadas pela redução da força por unidade de área ao nível do músculo esquelético. A alteração da capacidade de geração de força é atribuída à alteração do processo de acoplamento excitação - contração (E-CC) do músculo. O E-CC participa nos eventos fisiológicos que transformam o sinal neural em contração muscular e depois em iniciação de força. A alteração da fibra elástica é outro fator que contribui para a alteração das propriedades do E-CC *(Carlson, 2022)*.

De facto, a degenerescência dos processos anatómicos e fisiológicos que regem estes sistemas resulta numa diminuição do desempenho muscular. Estes sistemas são todos influenciados por factores de estilo de vida, biológicos e psicológicos, sendo as actividades físicas e os hábitos nutricionais agentes essenciais do estilo de vida. Os factores biológicos incluem: genética, hormonas, processos inflamatórios e os factores psicológicos, incluindo: stress, medo, solidão e auto-eficácia, têm um efeito direto ou indireto nas funções do músculo esquelético *(Salman, 2020)*

A osteoartrite (OA) é uma das principais causas de dores articulares graves, incapacidade física e diminuição da qualidade de vida na população idosa dos países desenvolvidos e em desenvolvimento. O osso, a cartilagem e o músculo estão intimamente ligados e a sua funcionalidade é concomitantemente afetada com o envelhecimento. A coexistência em adultos mais velhos de osteoartrite e sarcopenia, especialmente no contexto de fratura, a sua origem multifatorial e o efeito deletério na qualidade de vida têm sido amplamente relatados *(Jeanmaire et al., 2018)*.

O aumento do catabolismo na matriz extracelular (ECM) da cartilagem articular é um fator-chave no desenvolvimento e progressão da OA. Os mecanismos moleculares que conduzem a uma diminuição do turnover da matriz ainda não estão totalmente esclarecidos, mas a senescência celular, o aumento da expressão de mediadores inflamatórios e o stress oxidativo, associados a um potencial regenerativo inerentemente limitado do tecido, são factores importantes que contribuem para o desenvolvimento da OA. Todos estes factores estão ligados ao envelhecimento e tendem a ser maximizados por este *(Rahmati et al., 2017)*.

Os factores relacionados com a idade que contribuem para o desenvolvimento da osteoartrite incluem a redução da massa muscular e o aumento da massa gorda, que alteram a carga sobre as articulações e estão associados a um aumento da produção de adipocinas e citocinas, resultando numa inflamação sistémica de baixo grau. As alterações na matriz extracelular, incluindo a acumulação de produtos finais de glicação avançada, a redução do tamanho do aggrecan, a redução da hidratação e o aumento da clivagem do colagénio, alteram as propriedades mecânicas da cartilagem e tornam-na mais suscetível à degeneração *(Jiang et al., 2021)*.

Além disso, a rutura da matriz extracelular e a redução da densidade celular no menisco e nos ligamentos promovem a degeneração e podem potencialmente alterar a mecânica das articulações, o comprometimento da função do osso subcondral devido à redução do número de osteócitos e à alteração da composição mineral e a disfunção mitocondrial, o stress oxidativo e a redução da autofagia nos condrócitos alteram a sua função, promovendo processos catabólicos e a morte celular em detrimento dos processos anabólicos *(Greco et al, 2019)*.

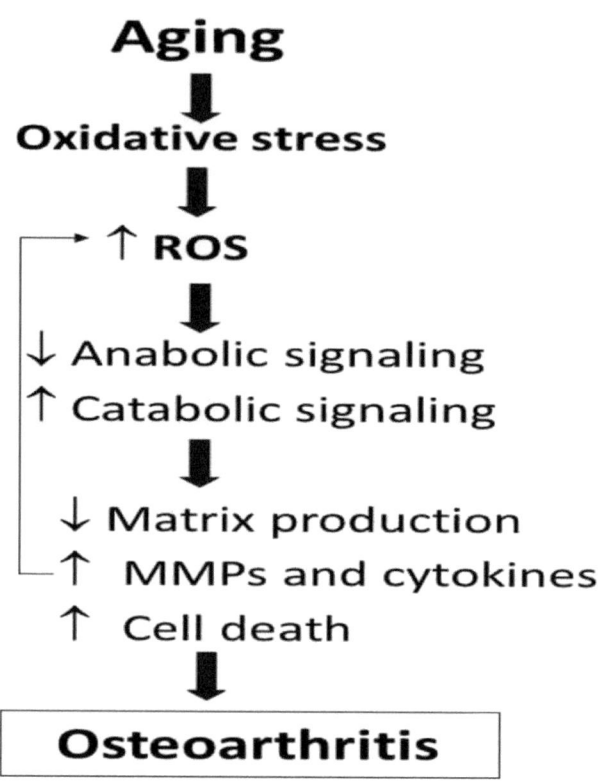

Figura (2) Factores relacionados com a idade que contribuem para a osteoartrite

To, B., Ratneswaran, A., Kerr, G., & Beier, F. (2019): Investigando o papel do recetor nuclear ativado por proliferador de recetor delta (PPARδ) no envelhecimento e modelos metabólicos de osteoartrite. *Osteoartrite e Cartilagem*, *27*, S95. doi:10.1016/j.joca.2019.02.137.

Diferenças entre o envelhecimento normal das articulações e a osteoartrite Com o envelhecimento normal das articulações, a cartilagem articular permanece intacta, mas perde espessura e tem um teor reduzido de glicosaminoglicanos (GAG). Na osteoartrite (OA), a fibrilhação da superfície da cartilagem ocorre em áreas focais e pode estar associada a uma perda completa da coloração para GAGs. A reticulação não enzimática do colagénio por produtos finais de glicação avançada (AGEs) aumenta na cartilagem com a idade. Um modelo de ratinho de OA induzida por lesão demonstrou que a reticulação do colagénio ocorre através de um mecanismo distinto que envolve a lisil oxidase *(Cornelissen et al., 2020)*.

A densidade de condrócitos na cartilagem diminui com a idade, mas os "aglomerados" de condrócitos surgem durante o desenvolvimento da OA perto de locais de danos nos tecidos e podem indicar uma tentativa de reparação ou sinais celulares alterados. Os condrócitos envelhecidos têm níveis reduzidos de expressão e síntese de genes da matriz extracelular, ao passo que durante a OA os condrócitos tornam-se altamente activos com aumentos tanto nos processos anabólicos, por exemplo, a síntese da matriz, como nas vias catabólicas, por exemplo, as induzidas por citocinas inflamatórias *(Biver et al., 2019)*.

A inflamação e a hipertrofia sinoviais ocorrem na OA, mas não foram descritas no envelhecimento normal das articulações, a massa e a densidade ósseas diminuem com o envelhecimento, enquanto o espessamento do osso subcondral é observado em pacientes com OA e nove marcas celulares e moleculares do envelhecimento foram propostas para destacar as causas subjacentes da disfunção relacionada com a idade *(Rezuş et al., 2019)*.

Capítulo II: Osteoartrite do joelho

Anatomia do joelho, é muito importante que o enfermeiro reveja a anatomia do joelho para compreender quais são os problemas na estrutura e como estes problemas podem ser geridos para resolver os problemas e prevenir a ocorrência das complicações *(Burns, 2018)*.

O joelho é a maior articulação do corpo. É uma articulação sinovial composta que consiste na articulação tibiofemoral e na articulação patelofemoral. Funciona principalmente como uma articulação que permite a flexão e a extensão, bem como vários outros movimentos. Une a parte inferior da perna e a coxa bilateralmente e é um componente essencial de movimentos bípedes eficientes, como andar, correr e saltar. A função anatómica e a estabilidade do joelho dependem dos músculos, ossos, ligamentos, cartilagem, tecido sinovial, líquido sinovial e outros tecidos conjuntivos *(Ahn et al., 2019)*.

Os quatro principais ligamentos estabilizadores do joelho são o ligamento cruzado anterior (LCA), o ligamento cruzado posterior (LCP), o ligamento colateral medial (LCM) e o ligamento colateral lateral (LCL). O LCA liga-se ao côndilo lateral do fémur e à eminência intercondilóide da tíbia e funciona para evitar a translação anterior da tíbia sobre o fémur. O LCP liga-se ao côndilo medial do fémur e à área intercondilar posterior da tíbia e funciona para evitar a deslocação para a frente do fémur sobre a tíbia *(Lynch et al., 2021)*.

O LCM liga-se ao epicôndilo medial do fémur e ao côndilo medial da tíbia e tem por função evitar o stress em valgo do joelho. O LCL liga-se ao epicôndilo lateral do fémur e à cabeça do perónio e funciona para evitar o stress em varo do joelho. Os meniscos medial e lateral são duas estruturas de fibrocartilagem separadas que se situam entre as superfícies articulares da tíbia e do fémur. Funcionam como amortecedores de choque, estabilizadores estáticos e redutores de fricção durante a articulação. As estruturas ósseas do joelho incluem a extremidade distal do fémur, a extremidade proximal da tíbia e a rótula *(Pinskerova & Vavrik, 2020)*.

A patela é o maior osso sesamoide do corpo e funciona como ponto de fixação do tendão do quadricípite e do ligamento patelar. Também protege a superfície articular anterior da porção femoral do joelho. O joelho contém várias bursas, que servem para reduzir o atrito entre as estruturas do joelho. As bursas são pequenos sacos constituídos por membranas sinoviais e contêm líquido sinovial. Muitas destas estruturas acima mencionadas fazem parte da cápsula articular, que serve para estabilizar ainda mais o joelho e contém líquido sinovial. O líquido sinovial é produzido pelas membranas sinoviais e serve para reduzir a fricção entre as superfícies articulares do joelho *(Blakeney et al., 2018)*.

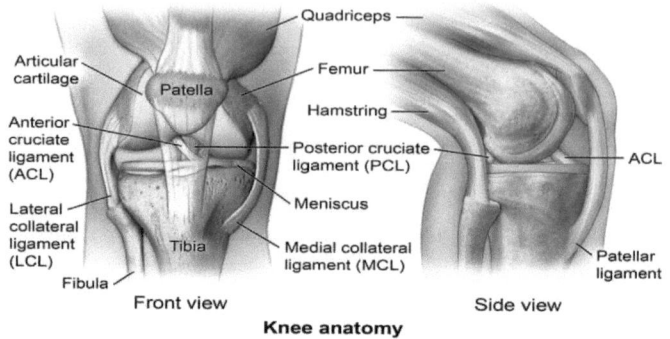

Figura (3) Anatomia do joelho

Cheng, C., & Woo, S. L. (2020): Fronteiras da biomecânica ortopédica. Springer Nature, pp: 189-193.

Ossos

Como os côndilos femorais são redondos e o planalto tibial é relativamente plano, a conformidade é reforçada pelos meniscos que se encontram entre eles. Na vista sagital, a secção anterior da tíbia é geralmente mais elevada do que a sua secção posterior. A inclinação posterior da tíbia variava entre 3°e 14°e era mais acentuada no sexo feminino do que no masculino. Além disso, na vista coronal, o planalto tibial está orientado para cima numa direção medial para lateral. A inclinação coronal da tíbia variava entre 1°e 6°e era menos acentuada nas mulheres. Além disso, existe tipicamente um ângulo valgo de 7-10°entre a tíbia e o fémur. O côndilo medial do fémur distal projeta-se mais distalmente do que o côndilo lateral *(Cheng & Woo, 2020).*

Cartilagem hialina

A cartilagem hialina da articulação do joelho é uma camada de tecido elástico que cobre as superfícies de contacto dos ossos ao longo dos quais a articulação se move. A cartilagem hialina é composta principalmente por uma matriz de proteoglicanos e colagénio atravessada por água intersticial. Esta camada de cartilagem desempenha numerosas funções, incluindo a de proporcionar uma superfície lisa para o movimento da articulação, amortecer as cargas de compressão e proteger o osso subjacente *(Glenn, 2019)*.

Com uma espessura entre 1,69 e 2,55 mm, a cartilagem hialina do joelho é significativamente mais espessa do que a da anca, com cerca de 1,35-5,00 mm, e do que a das articulações do tornozelo, com cerca de 1,00-1,62 mm. Os meniscos em forma de crescente são estruturas fibrocartilaginosas que se encontram entre a superfície de contacto da articulação tibiofemoral, tapando o espaço entre o fémur e a tíbia *(Lynch et al., 2021)*.

Ligamentos

Os quatro principais ligamentos das articulações tibiofemorais são os ligamentos cruzados anterior e posterior (LCA e LCP) e os ligamentos colaterais medial e lateral (LCM e LCL). O LCA e o LCP são ligamentos intra-articulares, enquanto o LCM e o LCL são extra-articulares. As inserções ósseas do LCA estão localizadas no lado medial posterior do côndilo femoral lateral e no lado anterior do planalto tibial. Ambos os locais de inserção têm uma secção transversal consideravelmente maior do que a substância média do ligamento *(Pinskerova & Vavrik, 2020)*.

O movimento de flexão da articulação do joelho pode ser dividido em três fases funcionais, compreendendo o arco de casa do parafuso, o arco ativo funcional e o arco de flexão passiva. A primeira fase é definida para representar a atividade articular através de flexões articulares de 0°a ,20°durante as quais os movimentos articulares são determinados principalmente pela morfologia do planalto tibial e dos côndilos femorais. A segunda fase representa a atividade articular de 20°a 120°de flexão durante a qual existe pouca rotação axial da tíbia. A fase final é definida como a flexão articular acima de 120°durante esta fase o côndilo femoral medial move-se proximalmente devido ao seu contacto com a secção posterior do menisco medial *(Blakeney et al., 2018)*.

Durante a marcha normal, o joelho tem um ângulo de flexão de 0-10° na batida do calcanhar, depois flecte para 15-20°a 15-20% do ciclo da marcha. Seguido de uma extensão durante 20-40% do ciclo da marcha, e depois flecte para cerca de 60°na fase de balanço. O joelho sofre uma rotação interna-externa de até 5°e uma rotação varo-valgo de até 4°, combinadas com uma translação medial-lateral de até 12 mm, uma translação proximal-distal de até 14 mm e uma translação anterior-posterior da tíbia de até 7 mm. À medida que o joelho é fletido, o côndilo medial do fémur tem pouco movimento anterior-posterior, mas o côndilo lateral rola para trás na tíbia, resultando numa rotação tibial interna acoplada *(Cheng & Woo, 2020)*.

A osteoartrite (OA) é considerada o tipo mais comum de artrite e a doença articular mais prevalente nos adultos, ocorrendo mais frequentemente nas mãos, ancas e joelhos. A cartilagem dentro da articulação começa a quebrar-se e o osso subjacente começa a alterar-se. Normalmente, estas alterações desenvolvem-se lentamente, agravam-se com o tempo e causam dor, rigidez e inchaço. Devido à dor extrema na articulação causada pela OA, os doentes sofrem de incapacidade significativa na sua vida quotidiana *(Conrozier & Lohse, 2022)*.

Tendo em conta a sua complexidade, o início, a progressão e a gravidade da OA são determinados por uma multiplicidade de factores. Além disso, em todos os indivíduos, a OA não progride a um ritmo semelhante. Na interface cartilagem-osso, foi registada uma relação inversa entre as alterações do osso subcondral e a degeneração da cartilagem articular. À medida que o osso subcondral se torna mais espesso, observa-se uma fase mais elevada de degeneração da cartilagem. As alterações patológicas mais precoces na OA são normalmente observadas na superfície da cartilagem articular, com a fibrilhação a ocorrer em regiões focais que sofrem uma carga máxima *(Kolasinski et al., 2020)*.

A proliferação de condrócitos, o único tipo de célula presente na cartilagem, acelera dramaticamente em resposta à perda de matriz. Alguns condrócitos sofrem uma alteração fenotípica para condrócitos hipertróficos, que é semelhante às células encontradas nas zonas hipertróficas da placa de crescimento. À medida que a OA progride, ocorre uma extensa degradação e perda da matriz devido à produção contínua de proteases impulsionada por citocinas pró-inflamatórias, que estimulam os condrócitos a produzir mais citocinas e proteases de uma forma autócrina e parácrina. À medida que ocorrem danos significativos na matriz, podem ser observadas áreas da matriz desprovidas de células como resultado da apoptose dos condrócitos *(McCarty et al., 2018)*.

As alterações ósseas na OA incluem esclerose subcondral devido ao aumento da produção de colagénio, com formação de osteófitos e quistos ósseos em fases mais avançadas. Os osteófitos têm sido descritos como excrescências de osso e cartilagem que ocorrem na área da articulação. A direção do crescimento dos osteófitos é sensível ao tamanho e ao estreitamento da cartilagem local, exceto na tíbia lateral e na patela medial. Os factores biomecânicos apoiam o desenvolvimento dos osteófitos. A maioria dos doentes com OA sintomática apresenta inflamação e hipertrofia sinovial. No entanto, a inflamação da sinovite não é o fator desencadeante da OA primária, mas contribui para a progressão da dor e da doença *(Wang et al., 2018)*.

Os mediadores inflamatórios, como as citocinas, são o componente-chave da maioria dos processos inflamatórios. Por conseguinte, um grande número de citocinas tem sido associado à patogénese da OA. Nos doentes com OA, a homeostasia da matriz da cartilagem é perturbada por citocinas e quimiocinas pró-inflamatórias. A investigação das citocinas e quimiocinas envolvidas durante a progressão da OA revelou a regulação positiva da IL-1, IL-6 e IL-8. Estas citocinas actuam como agentes autócrinos e parácrinos, estimulando a produção colectiva de proteases, óxido nítrico (NO) e eicosanóides, tais como prostaglandinas e leucotrienos, por macrófagos e condrócitos *(Chow & Chin, 2020)*.

Subsequentemente, a ação destes mediadores inflamatórios na cartilagem resulta na indução das vias catabólicas, na inibição da síntese da matriz e na promoção da apoptose celular. A apoptose celular, particularmente nos condrócitos, é impulsionada pela inibição da autofagia pelas citocinas pró-inflamatórias. A produção de IL-1 pelos condrócitos estimulados, por sua vez, induz a síntese de MMPs, nomeadamente MMP-1, MMP-3 e MMP-13 *(Ruszymah et al., 2019)*.

Isto é acompanhado pela amplificação de citocinas pró-inflamatórias, como o TNF-α, a IL-6 e a quimiocina IL-8, que aumentam os efeitos da degradação da matriz da cartilagem na cascata catabólica, aumentando ainda mais a destruição dos condrócitos articulares. Também se propôs que a IL-1 contribui para o declínio da matriz da cartilagem ao inibir a síntese de componentes-chave da MEC, tais como proteoglicanos, aggrecan e colagénio de tipo II *(Conrozier & Lohse, 2022)*.

Etiologia e factores de risco da osteoartrite

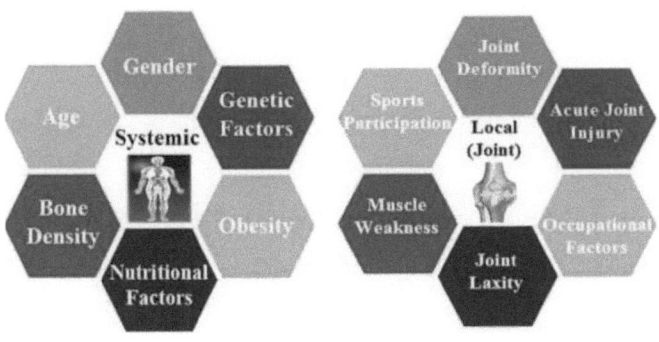

Figura (4) Etiologia e factores de risco da osteoartrite

Abdel-Aziz, M. A., Ahmed, H. M., El-Nekeety, A. A., & Abdel-Wahhab, M. A. (2021): Complicações da osteoartrite e as recentes abordagens terapêuticas. *Inflammopharmacology*, 29(6), 1653-1667. doi:10.1007/s10787-021-00888-7

A OA tem uma etiologia multifatorial como o envelhecimento, lesões e traumatismos articulares, obesidade, genética, factores anatómicos, demografia e eixo intestino-articular. Considerando que a OA é mais comum entre os idosos. O envelhecimento provoca alterações nos tecidos articulares, tornando a articulação cada vez mais suscetível ao desenvolvimento e progressão da OA ao longo do tempo. A modificação das propriedades mecânicas da cartilagem, influenciada pelo rearranjo da matriz extracelular (MEC), acúmulo de produtos finais de glicação avançada (AGEs), diminuição do tamanho do aggrecan, diminuição da hidratação e expansão da clivagem do colágeno, levam ao aumento da suscetibilidade à degeneração *(Heikal et al., 2019)*.

Lesões e traumatismos articulares; A cartilagem articular é capaz de suportar o stress repetitivo. No entanto, continua a ser suscetível a traumatismos que podem danificar a cartilagem e o osso subcondral. Estes danos, juntamente com as fracturas intra-articulares, podem aumentar o risco de progressão da OA. As alterações patológicas são frequentemente evidentes no prazo de 10 anos após a lesão, sendo o tempo de início afetado, em certa medida, pela idade do doente no momento da lesão. A presença de mediadores inflamatórios elevados no hospedeiro, incluindo a interleucina-6 (IL-6) e o fator de necrose tumoral alfa (TNF-α), e a degradação do colagénio e dos proteoglicanos após lesões que envolvem a articulação iniciam o processo de OA *(Zheng, et al, 2019)*.

A obesidade tem um efeito direto e indireto na OA. O aumento do peso corporal, indicado pelo índice de massa corporal (IMC) elevado em doentes obesos, resulta numa sobrecarga significativa e em lesões na articulação que suporta o peso. Além disso, o IMC elevado também resulta em anomalias metabólicas indicadas pela produção de leptina e adiponectina pelos adipócitos no tecido adiposo, que têm sido associadas a efeitos directos nos tecidos articulares que promovem o desenvolvimento da OA. As citocinas pró-inflamatórias produzidas por macrófagos, ou seja, IL-6 e TNF-α, têm sido implicadas na promoção do estado pró-inflamatório durante a OA *(To, et al, 2019)*

As formas hereditárias de OA devido a certas mutações pouco comuns no colagénio tipo II, IX ou XI, colagénios comuns encontrados na cartilagem articular, resultam numa OA prematura que pode começar logo na adolescência, provocando uma forma grave e destrutiva de artrite que influencia várias articulações. No entanto, as provas que ligam os factores genéticos à OA das articulações das extremidades inferiores, como o joelho ou a anca, são menos conclusivas em comparação com as provas relativas à OA das mãos *(Anan et al., 2019)*

A forma da articulação pode influenciar o desenvolvimento de OA. Um fator anatómico significativo identificado com a OA do joelho é o alinhamento da extremidade inferior. Além disso, outros factores que podem aumentar o risco de desenvolvimento e progressão da OA no joelho incluem uma discrepância do comprimento da perna ≥1 cm, deformidades em varo e valgo e rotura do ligamento cruzado. Os indivíduos com alinhamento em varo (pernas arqueadas) ou alinhamento em valgo têm um risco acrescido de OA tibiofemoral *(Ruszymah et al., 2019)*.

As mulheres têm um maior risco de desenvolver OA. A taxa de incidência de OA nas mulheres com idade ≥65 anos é de 68%, em comparação com 58% nos homens com idade ≥65 anos. A forte associação da OA com a idade pode explicar o facto de a OA ser mais comum nos anos pós-menopausa. As mulheres pós-menopáusicas são mais susceptíveis à artrose do joelho devido ao aumento dos níveis de calcitonina e da reabsorção óssea. No entanto, existem algumas provas de que a perda de estrogénio pode ser um fator contribuinte *(Wei, et al, 2020)*.

A associação entre a disbiose intestinal e a OA foi estabelecida quando as alterações quantitativas e qualitativas do microbiota intestinal (GM) demonstraram uma inflamação sistémica sustentada, de baixo grau e crónica, que se manifestou subsequentemente na OA. Num estado inalterado, o GM desempenha várias funções, tais como a absorção de nutrientes, a manutenção da homeostase metabólica, a proteção contra infecções e o desenvolvimento da imunidade sistémica e da mucosa. Na disbiose intestinal, a perturbação do GM resultou numa perturbação da resposta imunitária e do metabolismo do hospedeiro. Em conjunto, estas perturbações exacerbaram a fisiopatologia da OA *(Biver et al., 2019)*.

Sinais e sintomas de osteoartrite

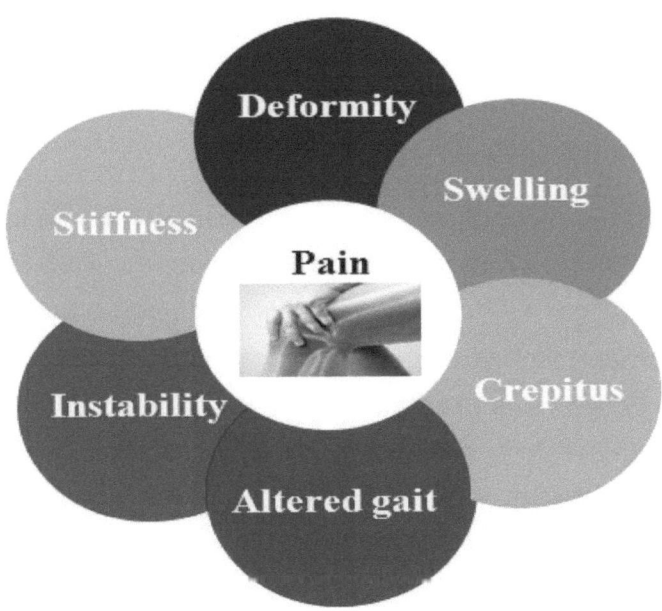

Figura (5) Sinais e sintomas de osteoartrite

Abdel-Aziz, M. A., Ahmed, H. M., El-Nekeety, A. A., & Abdel-Wahhab, M. A. (2021): Complicações da osteoartrite e as recentes abordagens terapêuticas. *Inflammopharmacology*, 29(6), 1653-1667. doi:10.1007/s10787-021-00888-7

Os principais sintomas da OA são a dor, a rigidez articular, o comprometimento da articulação, o crepitar, a alteração da instabilidade da marcha e a redução da amplitude de movimento. Na apresentação clínica, o indicador mais precoce e mais comum da progressão da OA é a dor crónica na articulação do joelho. Embora não seja completamente compreendida, as hipóteses sobre a origem da dor incluem as fibras nociceptoras e os mecanorreceptores no osso subcondral e na cavidade sinovial. Foi sugerido que concentrações aumentadas de aminoácidos excitatórios (EAA), particularmente glutamato, libertados de neurónios sensoriais na medula espinal conduzem à hiperalgesia e à dor na região influenciada *(Fu, Robbins & McDougall, 2017)*.

Também se coloca a hipótese de a origem da dor ser devida à fricção óssea, quando a cartilagem já não consegue manter a distância normal entre dois ossos. O chamado estreitamento do espaço articular é indicado pela perda de cartilagem radiolúcida com o aparecimento de branqueamento do osso subcondral na radiografia simples. Para além do estreitamento do espaço articular, as causas mecânicas exactas da dor na OA incluem o crescimento de osteófitos com estiramento do periósteo, aumento da pressão intra-óssea, microfracturas subcondrais, danos nos ligamentos, tensão capsular, lesão meniscal e sinovite *(Wood et al., 2022)*.

Estádios da dor na osteoartrite (OA), fase inicial dor aguda e previsível, normalmente provocada por uma lesão mecânica que, por vezes, limita as actividades de alto impacto, o efeito na função pode ser insignificante. Fase intermédia (ligeira-moderada); dor mais frequente com episódios imprevisíveis de rigidez. A dor começa a impedir a atividade da vida diária. Fase avançada; dor latejante constante, intercalada por episódios curtos de dor imprevisível, intensa e excruciante que dificulta gravemente as funções *(Vincent, 2020)*.

A rigidez articular é um sintoma típico da OA. A rigidez articular pode ser representada como dificuldade ou desconforto durante o movimento devido à perceção da inflexibilidade da articulação. A deficiência do fosfolípido de superfície ativo (SAPL), o surfactante sinovial, desempenha um papel importante na rigidez articular. A rigidez é geralmente mais observável logo na primeira parte do dia, mas também pode ocorrer mais tarde, particularmente após períodos de inatividade. Em doentes com OA, tanto a rigidez matinal como a rigidez relacionada com a inatividade melhoram rapidamente e desaparecem, mas a dor articular agrava-se gradualmente com o uso frequente *(Gustafson et al., 2019)*.

A OA provoca um aumento e um inchaço do osso, que pode por vezes ser visível tanto em articulações mais pequenas, como as articulações interfalângicas, como em articulações maiores, como o joelho. O inchaço ósseo ocorre devido a numerosas alterações patológicas que ocorrem durante a OA. Entre estas alterações contam-se o edema dos tecidos moles, o bloqueio da circulação sanguínea, os condrócitos danificados, o aumento da densidade óssea e a formação de alterações císticas *(Chen, et al, 2017)*.

Em conjunto, estas alterações patológicas desencadeiam a remodelação óssea, conduzindo a uma variedade de resultados, tais como osteofitose marginal, subluxação articular, espessamento capsular, hiperplasia sinovial e derrame sinovial. Em conjunto, estas alterações da estrutura óssea contribuem para a redução da amplitude dos movimentos activos e passivos dos doentes. Em casos graves, a falta de movimento pode levar a uma deformidade de flexão fixa em grandes articulações, como os joelhos, as ancas ou os cotovelos *(Vinatier et al., 2018)*.

Diagnóstico da osteoartrose

A imagiologia pode ser utilizada para avaliar a presença e a gravidade da OA. A radiografia convencional é a modalidade de imagem mais utilizada na OA e permite a deteção de características da OA, incluindo osteófitos marginais, estreitamento do espaço articular, esclerose subcondral e quistos. As radiografias também podem ser utilizadas para medir o estreitamento do espaço articular, que é por vezes utilizado como uma medida substituta da perda de cartilagem. No entanto, as alterações radiográficas na OA são insensíveis, particularmente no início da doença *(Sakellariou et al., 2017)*.

A ressonância magnética (RM) não é necessária para a maioria dos doentes com sintomas sugestivos de OA e/ou características radiográficas típicas. No entanto, a RM pode identificar a OA em fases mais precoces da doença, antes de as alterações radiográficas se tornarem aparentes. Estas alterações incluem defeitos da cartilagem e lesões da medula óssea. A RM também pode ser utilizada para avaliar a patologia noutras estruturas da articulação não visualizadas por radiografia, como efusões, sinóvia e ligamentos *(Munjal et al., 2019)*.

A ultrassonografia é outra modalidade de imagem que pode identificar alterações estruturais associadas à OA e é útil para detetar inflamação sinovial, derrame e osteofitose. As limitações da ecografia incluem o facto de ser dependente do operador e não poder ser utilizada para avaliar estruturas articulares mais profundas e o osso subcondral. O líquido sinovial das articulações com OA é geralmente não-inflamatório ou ligeiramente inflamatório, com menos de 2000 glóbulos brancos/mm, predominantemente células mononucleares. O derrame inflamatório na OA pode ocorrer na presença de cristais de pirofosfato de cálcio. Os cristais de pirofosfato de cálcio podem estar presentes em 30 a 60 por cento dos doentes com OA não seleccionados *(Almhdie et al., 2021)*.

As possíveis complicações da osteoartrite são a rutura rápida e completa da cartilagem, resultando em material de tecido solto na articulação, a que se chama condrólise, a morte do osso, a que se chama osteonecrose, as fracturas de stress, que são fissuras no osso que se desenvolvem gradualmente em resposta a lesões ou stress repetidos, hemorragias no interior da articulação, infecções na articulação, deterioração ou rutura dos tendões e ligamentos em torno da articulação, levando à perda de estabilidade e à compressão do nervo na osteoartrite da coluna vertebral *(Cheng & Woo, 2020)*.

Prevenção da osteoartrite

A prevenção primária da OA seria mais eficaz numa população de alto risco sem OA estrutural e clínica, visando factores de risco modificáveis durante um período prolongado. Para evitar o desenvolvimento de OA, é necessário prevenir os próprios factores de risco, como lesões articulares ou trabalho pesado, ou inverter os factores de risco, como baixa força muscular, aumento do peso corporal ou desalinhamento *(Runhaar & Zhang, 2018)*.

A prevenção secundária centra-se em medidas para detetar precocemente a OA, para prevenir a ocorrência de sintomas após o desenvolvimento das primeiras lesões estruturais e para travar ou desacelerar a progressão das lesões estruturais. Em comparação com os factores de risco para a OA incidente do joelho, os factores de risco para a progressão da OA e a magnitude da associação não estão bem estabelecidos. Exceto no caso das lesões estruturais, como o desalinhamento articular *(Conrozier & Lohse, 2022)*.

Tratamento da osteoartrite

As directrizes recomendam um esquema para a obtenção de um tratamento conveniente para a OA: numa primeira fase, terapia não farmacológica, medicamentos na fase intermédia e cirurgia como último passo, quando os outros tratamentos não são suficientes. A terapêutica não farmacológica, que inclui a educação adequada do doente e dos seus prestadores de cuidados, é considerada uma das modalidades iniciais de tratamento não farmacológico, procurando a melhor terapêutica para cada indivíduo através da adaptação do estilo de vida e de remédios caseiros, na esperança de melhorar a dor. Os doentes devem ser encorajados a participar em programas de auto-gestão associados a doenças de longa duração como a OA *(Sharma, et al, 2017)*.

Recomenda-se a realização de exercícios calmos, mas não pesados, para evitar a exaustão sucessiva da articulação ao longo do tempo e também para ajudar a disposição psicológica e o estado de bem-estar do doente. A importância da gestão do peso é aqui considerada juntamente com a interessante cura aquática, se disponível, que pode ser aplicada também de forma suave para ajudar no processo de suporte de peso. Infelizmente, os indivíduos com OA grave das extremidades inferiores podem ter dificuldades que limitam a sua capacidade de realizar sozinhos as actividades básicas da vida diária, como andar, tomar banho, vestir-se, usar a casa de banho e realizar outras tarefas domésticas *(Vitaloni et al., 2019)*.

A fisioterapia efectuada por especialistas e a terapia ocupacional desempenham, portanto, um papel central no tratamento destes doentes. A fisioterapia, começando com exercícios de movimento silencioso e alguns aeróbicos, ajuda no fortalecimento muscular, na estabilidade das articulações e na mobilidade. Recomenda-se a utilização de calor ou de exposição a laser de baixa intensidade. Do mesmo modo, os métodos de terapia ocupacional podem ser muito úteis para orientar o doente no sentido da conservação máxima de energia e da proteção das articulações, utilizando dispositivos de assistência como muletas ou andarilhos, melhorando assim a função das articulações através da redução da sobrecarga sobre as mesmas. A acupunctura também pode ser considerada como uma forma não farmacológica de melhorar os padrões de marcha dos doentes com OA do joelho *(Ferri, 2020)*.

A terapêutica farmacológica inclui: analgésicos/anti-inflamatórios utilizados no tratamento da OA, para aliviar a dor, uma vez que o paracetamol (ou acetaminofeno) é geralmente prescrito como analgésico de primeira linha *(Conaghan et al, 2019)* e os anti-inflamatórios não esteróides, como o diclofenac, o ibuprofeno, o naproxeno e o celecoxib, têm um impacto substancial na inflamação, juntamente com a atenuação da dor na OA. Os compostos injectáveis intra-articulares são utilizados para obter uma ferramenta direccionada e de elevada biodisponibilidade local para o tratamento das articulações na OA, como os corticosteróides, que são eficazes na redução da dor da OA, embora os seus efeitos sejam de curta duração, sem qualquer benefício associado observado após 6 meses *(Magni et al., 2021)*.

Outros viscosuplementos que imitam os fluidos sinoviais saudáveis são frequentemente recomendados como tratamento local para aliviar a dor, em vez da utilização a longo prazo de corticosteróides, especialmente em doentes que sofrem de diabetes e hipertensão. As injecções de ácido hialurónico, por exemplo, revelaram um tratamento eficaz que durou vários meses e que ajuda na lubrificação e na redução dos sintomas da OA *(Bowman et al., 2018)*.

A injeção intra-articular de células estaminais (derivadas da medula óssea humana) e de plasma rico em plaquetas é uma terapia recente que tem recebido muita atenção no tratamento da OA articular de forma segura através da capacidade de reparação tecidular de condrócitos, osteoblastos e muitos outros componentes articulares, e através da inibição de mecanismos inflamatórios e imunológicos *(Bastos et al., 2018)*.

Os fármacos sintomáticos de ação lenta para a osteoartrite (SYSADOA), como o ácido hialurónico, a diacereína (DIA), a glucosamina, o sulfato de condroitina e a piascledina® (insaponificável de abacate/soja) são amplamente utilizados para o tratamento de ação lenta da OA não aguda com uma segurança e potência toleráveis para aliviar a dor e, de alguma forma, modificar as funções articulares *(Honvo et al., 2019)*. A medicina complementar e alternativa foi utilizada na OA para evitar os efeitos indesejáveis de outras oportunidades terapêuticas e para procurar resultados mais satisfatórios. Os nutracêuticos e os suplementos de saúde estão sempre a ter uma ampla aceitação entre os pacientes devido à confiança na natureza, procurando alternativas mais seguras do que os medicamentos químicos *(Lindler et al., 2020)*.

Osteoartrite do joelho

A osteoartrose do joelho é classificada como primária ou secundária, consoante a sua causa. A osteoartrose primária do joelho é o resultado da degeneração da cartilagem articular sem qualquer razão conhecida. Normalmente, pensa-se que se trata de uma degeneração devida à idade e ao desgaste. A osteoartrite secundária do joelho é o resultado da degeneração da cartilagem articular devido a uma razão conhecida *(Manlapaz et al., 2019)*.

Os factores de risco para a OA do joelho incluem factores de risco modificáveis como traumatismo articular, ocupação - permanência prolongada em pé e flexão repetitiva do joelho, fraqueza ou desequilíbrio muscular, peso e saúde como a síndrome metabólica. Não modificáveis como o género - as mulheres são mais comuns do que os homens, a idade, a genética e a raça **(Aweid et al., 2018)**.

As possíveis causas de OA secundária do joelho incluem pós-traumática, pós-cirúrgica, congénita ou malformação do membro, mau posicionamento (varo/valgo), escoliose, raquitismo, hemocromatose, condrocalcinose, ocronose, doença de wilson, gota, pseudogota, acromegalia, necrose avascular, artrite reumatoide, artrite infecciosa, artrite psoriática, hemofilia, doença de paget e doença falciforme *(Runhaar & Zhang, 2018).*

Sintomas clínicos da OA do joelho; a dor no joelho é tipicamente de início gradual, piora com atividade prolongada, piora com flexões repetitivas ou escadas, piora com inatividade, piora com o tempo, melhora com repouso, melhora com gelo ou medicação anti-inflamatória, rigidez do joelho, inchaço do joelho e diminuição da capacidade ambulatória, o que afecta o estado psicológico do doente e pode levar a ansiedade e depressão *(Ferri, 2019).*

Diagnóstico da OA do joelho

O exame físico do joelho deve começar com uma inspeção visual. Com o doente de pé, procure eritema e inchaço periarticulares, atrofia do músculo quadricípite e deformidades em varo ou valgo. Observe a marcha para detetar sinais de dor ou movimento anormal da articulação do joelho que possam indicar instabilidade ligamentar. Em seguida, inspeccione a pele circundante para verificar a presença e a localização de cicatrizes de procedimentos cirúrgicos anteriores, evidências de traumatismo ou lesões dos tecidos moles *(Munjal et al., 2019).*

O teste da amplitude de movimento (ADM) é um aspeto essencial do exame do joelho. A ADM ativa e passiva em relação à flexão e à extensão deve ser avaliada e documentada. A palpação ao longo das estruturas ósseas e dos tecidos moles é uma parte essencial de qualquer exame do joelho. O exame palpatório pode ser dividido nas estruturas medial, média e lateral do joelho *(Collins et al., 2019)*.

Podem ser efectuados outros testes ao joelho, dependendo da suspeita clínica baseada na história clínica, como a apreensão da rótula - instabilidade da rótula, o sinal em J denominado patellar maltracking, a compressão/moagem da rótula - condromalácia ou artrite patelofemoral, o McMurray medial - uma rutura do menisco medial, o McMurray lateral - rutura do menisco lateral, teste de Thessaly - uma rutura do menisco, Lachman - lesão do ligamento cruzado anterior (LCA), gaveta anterior - lesão do LCA, pivot shift - lesão do LCA, gaveta posterior - lesão do ligamento cruzado posterior (LCP), sag posterior - lesão do LCP, teste ativo do quadricípite - lesão do LCP, teste de esforço em valgo - lesão do LCM e teste de esforço em varo - lesão do LCL *(Alrushud et al., 2018)*.

O tratamento da osteoartrite do joelho pode ser dividido em tratamento não cirúrgico e cirúrgico. A gestão não cirúrgica inclui a educação do doente, a modificação da atividade, a fisioterapia, a perda de peso, o suporte do joelho, a acetaminofena, os anti-inflamatórios não esteróides (AINE), os inibidores da COX-2, a glucosamina e o sulfato de condroitina, as injecções de corticosteróides e o ácido hialurónico (AH) *(Martel-Pelletier et al., 2018)*.

A terapêutica medicamentosa é também o tratamento de primeira linha para os doentes com osteoartrite sintomática. Existe uma grande variedade de AINEs disponíveis e a escolha deve basear-se na preferência do médico, na aceitabilidade do doente e no custo. A duração do tratamento com AINEs deve basear-se na eficácia, nos efeitos adversos e na história clínica anterior. Há fortes evidências para o uso de AINEs com base nas diretrizes da AAOS *(Afzali et al., 2018)*.

A glucosamina e o sulfato de condroitina estão disponíveis como suplementos alimentares. As injecções intra-articulares de corticosteróides podem ser úteis para a osteoartrite sintomática do joelho e as injecções intra-articulares de ácido hialurónico (HA) são outra opção injetável para a osteoartrite do joelho. Tratamento cirúrgico como osteotomia, artroplastia unicompartimental do joelho (UKA) e artroplastia total do joelho (TKA) **(Aweid et al., 2018)**.

Capítulo III: Estratégia de sobrevivência

As estratégias de coping são tácticas comportamentais e cognitivas utilizadas para gerir crises, condições e exigências que são avaliadas como angustiantes. A partir desta abordagem transacional amplamente aceite, o coping viria a ser definido por esforços cognitivos e comportamentais utilizados em resposta a exigências externas ou internas que o indivíduo considera serem ameaças ao seu bem-estar. As principais categorias de estratégias de coping são o coping centrado nas emoções e o coping centrado nas soluções. O coping centrado nas emoções altera a resposta emocional da pessoa ao stressor. As técnicas de coping centradas na emoção estão focadas na redução das respostas emocionais negativas que podemos experimentar devido aos stressores *(Stanisławski, 2019)*

Estratégias de coping centradas nas emoções, tais como: desabafar com amigos ou familiares, manter-se ocupado para não pensar no stressor, procurar encorajamento, apoio moral, simpatia e compreensão dos outros e recorrer a actividades rigorosas como o desporto para distrair a atenção do stressor. É mais provável que as pessoas adoptem o coping centrado nas emoções quando pensam que as suas acções não podem afetar o stressor em si, pelo que alteram a sua resposta ao stressor. É como quando um amigo diz algo que o magoa. O que foi dito pode fazer com que a pessoa se sinta mal consigo própria, e pode gastar muito tempo e energia mental a pensar nisso *(Åkesson et al., 2022)*.

Falar com outras pessoas sobre a situação ou envolver-se noutras actividades pode ajudar a pessoa a lidar com o stress emocional desse encontro. O coping centrado no problema consiste em tentar lidar com o stressor em si, de modo a evitar a resposta ao stress que este provoca. A abordagem centrada no problema implica encontrar formas práticas de lidar com a situação stressante, tais como suspender outras actividades para se concentrar e lidar com o stressor, esperar para agir até ao momento adequado e tentar ativamente eliminar ou contornar o stressor. Algumas destas estratégias de sobrevivência são saudáveis, por exemplo, a aplicação de competências de resolução de problemas, algumas não são saudáveis nem pouco saudáveis, por exemplo, a prática de alguns rituais religiosos, enquanto outras não são saudáveis ou são mal-adaptativas, como a negação da existência de uma situação stressante ou a fuga através do uso de drogas *(Rini et al., 2020)*.

A escolha da estratégia de coping é influenciada pela quantidade e qualidade dos recursos de coping disponíveis para uma pessoa. Estes recursos incluem: conhecimentos, como o conhecimento do funcionamento de um local de trabalho; competências, como as capacidades analíticas; atitudes, como a auto-eficácia ou a confiança na sua capacidade de realizar um comportamento específico; recursos sociais, como as pessoas com quem pode trocar informações; recursos físicos, como a saúde e a resistência; recursos materiais, como o dinheiro; e recursos sociais, como as políticas e as leis. Existem muitas estratégias de enfrentamento úteis que o paciente pode usar, que incluem: distrair-se, falar com alguém, aceitar a incerteza, respirar fundo, fazer exercícios de ioga, concentrar-se, gerenciar o humor para gerenciar a experiência, usar afirmações positivas e confortar a si mesmo *(Riddle et al., 2019)*.

A relação entre mecanismos de coping desadaptativos e numerosas perturbações foi estabelecida. As perturbações psiquiátricas, como a ansiedade e a depressão major, e os sintomas somáticos foram todos correlacionados com estilos de coping relacionados com o evitamento. Este cenário é válido para outras perturbações, como a hipertensão e as doenças cardíacas, em que as estratégias de coping desadaptativas foram utilizadas pelos doentes que apresentavam sintomas mais graves. A fisiologia subjacente aos diferentes estilos de coping está relacionada com o input serotoninérgico e dopaminérgico do córtex pré-frontal medial e do núcleo accumbens. Os neuropeptídeos vasopressina e oxitocina também têm uma implicação importante relativamente aos estilos de coping *(Åkesson et al., 2022)*.

Por outro lado, é improvável que a neuroendocrinologia que envolve o nível de atividade do eixo hipotálamo-hipófise-adrenocortical, os corticosteróides e as catecolaminas plasmáticas tenham uma relação causal direta com o estilo de lidar com a doença de um indivíduo. No caso dos doentes com osteoartrite, as estratégias comportamentais relacionadas com a atividade reflectem amplamente três dimensões: evitamento, persistência e ritmo. O modelo de evitamento do medo descreve a forma como a experiência da dor pode conduzir a uma via em que o hábito de evitar a atividade promove um ciclo de desuso e incapacidade. Essencialmente, catastrofizar a dor e as suas potenciais consequências, ou ruminar, sentir-se impotente ou exagerar a ameaça da dor, leva ao medo ou à ansiedade relacionados com a dor, o que provoca comportamentos de evitamento e, em última análise, reforça este ciclo negativo *(Stanisławski, 2019)*

Consistente com a ideia de que os comportamentos de evitamento são estratégias de coping mal-adaptativas, a investigação que examina o evitamento associa geralmente estes comportamentos à incapacidade ou a outros resultados, como o humor deprimido ou a manutenção da dor. Na OA, a utilização do repouso como estratégia de sobrevivência tem sido associada à incapacidade física em estudos transversais e longitudinais. Além disso, o repouso e a restrição de actividades também têm sido relacionados com o humor negativo e a dor no seguimento de pessoas com OA. Outra estratégia considerada como sendo evitante, como o uso de aparelhos, coxear, vacilar e enrijecer, teve a associação independente mais forte com a incapacidade *(Rini et al., 2020)*.

A persistência na atividade, em geral, refere-se à persistência numa atividade, mesmo no contexto de sintomas que podem representar barreiras à participação nessa atividade. A persistência pode ser considerada adaptativa ou desadaptativa, dependendo do grau ou da intensidade da persistência na atividade. Por exemplo, no modelo de evitamento-resistência da dor crónica, os "resistentes" são as pessoas que persistem na atividade apesar da dor intensa. Podem ter níveis elevados de atividade não saudável e podem responder à dor sendo *excessivamente* persistentes em vez de evitantes. O ritmo de atividade baseado no tempo é uma estratégia comportamental em que as pessoas aprendem a diminuir o efeito dos sintomas na atividade, dividindo as actividades em partes mais pequenas e alternando períodos de atividade e de descanso para manter um ritmo constante *(Riddle et al., 2019)*.

Além disso, pensa-se que estes comportamentos atenuam o ciclo "excesso de atividade-subactividade", em que a atividade excessiva pode levar a crises de sintomas que requerem um período prolongado de repouso para recuperar. Além disso, existem cinco dicas úteis para gerir a dor da osteoartrite e lidar com esta doença em casa e no local de trabalho. Use sapatos de apoio, utilize ferramentas especiais em casa e no trabalho, experimente cremes tópicos para um alívio rápido, seja ativo e ajuste a dieta e informe-se sobre todos os tratamentos disponíveis. Utilize ferramentas especiais como puxadores de fecho de correr, abotoadores e abre-latas eléctricos, barras e corrimões de banheira, cadeiras e secretárias de altura ajustável e porta-chaves largo para o carro *(Janiszewska et al., 2020)*.

Capítulo IV: O papel do enfermeiro de saúde comunitária

Os enfermeiros têm a responsabilidade de apoiar as pessoas com osteoartrite. Devem estar atentos às pessoas com dores e rigidez nas articulações, ajudá-las a manter e melhorar a mobilidade das articulações e limitar a progressão das lesões articulares. No processo de enfermagem, os enfermeiros podem definir objectivos de atividade para as pessoas, de modo a melhorar a função articular. Como enfermeiro, é da sua responsabilidade informar as pessoas sobre como gerir a sua própria condição, recomendar-lhes que percam peso quando for razoável e prestar-lhes apoio ativo *(Cooper & Gosnell, 2018)*.

Os enfermeiros também precisam de avaliar completamente a sua condição e proporcionar-lhe uma educação psicológica adequada para tratar a dor e a incapacidade da osteoartrite. A enfermagem prestada pelos enfermeiros não visa apenas a condição física das pessoas com osteoartrite, mas também beneficia as pessoas através de um ajustamento e apoio psicológicos eficazes. Os enfermeiros devem orientar as pessoas com osteoartrite no sentido de melhorarem a sua estratégia de sobrevivência *(Potter et al., 2020)*.

Os planos de cuidados para gerir a osteoartrite são mais eficazes quando adoptam uma abordagem interdisciplinar que inclui medicina, enfermagem e terapia física e ocupacional. Como existem muitas intervenções médicas e cirúrgicas para a osteoartrite, os enfermeiros enfatizam a importância de obter cuidados médicos regulares para avaliação e tratamento contínuos *(Elcock et al., 2018)*.

A avaliação do desempenho músculo-esquelético global começa com a observação da mobilidade e das actividades da pessoa. Para além de observar a pessoa a andar, levante-se de uma cadeira de costas duras sem braços. Os enfermeiros obtêm informações de avaliação adicionais fazendo perguntas sobre a capacidade da pessoa para realizar as AVD, avaliar a perda de altura; no entanto, uma perda de cerca de 2 a 4 cm por década é normal, avaliar o peso, avaliar os sinais vitais após a atividade física, avaliar a descrição da dor pelo doente, avaliar o analgésico e avaliar a presença de rigidez *(Miller, 2018)*.

Os diagnósticos de enfermagem incluem dor aguda ou dor crónica relacionada com deformidades ósseas, degeneração articular e espasmos musculares, evidenciados por irritabilidade, choro e inquietação, mobilidade física prejudicada relacionada com fraqueza muscular, dor e rigidez, evidenciados por diminuição da força muscular e limitação da amplitude de movimentos, intolerância à atividade relacionada com a diminuição do tónus muscular, evidenciada por fadiga e mal-estar, e risco de lesões relacionado com a alteração da mobilidade e a diminuição da função óssea *(Gulanick et al., 2021)*.

Os objectivos ou resultados esperados incluem o facto de o doente reportar um controlo satisfatório da dor a um nível inferior a 3 a 4 numa escala de 0 a 10, utilizar estratégias farmacológicas e não farmacológicas de alívio da dor, apresentar um maior conforto, como níveis basais de FC, PA, respiração e tónus muscular relaxado ou postura corporal, participar nas actividades desejadas sem um aumento do nível de dor, avaliar e comparar a ADM passiva e ativa *(Meiner & Yeager, 2018)*.

Realize atividade física de forma independente ou dentro dos limites das restrições de atividade, demonstre o uso de mudanças adaptativas que promovam a deambulação e a transferência, livre de complicações da imobilidade, como evidenciado pela pele intacta, ausência de tromboflebite, padrão intestinal normal e sons respiratórios claros, use técnicas identificadas para melhorar a intolerância à atividade, relate um aumento mensurável na intolerância à atividade, o paciente identificará medidas para prevenir lesões e livre de lesões *(Williams, 2019)*.

Intervenção de enfermagem para a dor aplicar uma compressa quente ou fria, mudar frequentemente de posição mantendo o alinhamento funcional, eliminar factores de stress adicionais, medicar para a dor antes da atividade e da terapia de exercício, prever períodos de repouso adequados, apoiar as articulações numa posição ligeiramente fletida através da utilização de almofadas, rolos e toalhas, instruir o doente a utilizar equipamento adaptativo, como bengala, andarilho, conforme indicado, e instruir o doente a tomar os analgésicos e/ou anti-inflamatórios prescritos *(Perry et al., 2021)*.

Mobilidade física prejudicada; encoraje o doente a aumentar a atividade conforme indicado, aumente a capacidade do doente e explique como realizar exercícios isométricos e de ADM ativa e passiva para todas as extremidades, discuta as barreiras ambientais à mobilidade, encoraje-o a sentar-se numa cadeira com um assento elevado e um apoio firme e a deambular com dispositivos de assistência, como bengala, muletas, andarilho, descanse entre as actividades que são cansativas *(Ryan, 2020)*.

Sugira estratégias para se levantar da cama, levantar-se de cadeiras e apanhar objectos do chão para conservar energia, dê ao doente acesso e apoio durante os programas de redução de peso, consulte o pessoal de fisioterapia para prescrever um programa de exercícios e sugira um encaminhamento para recursos comunitários, como a Arthritis Foundation *(Elcock et al., 2018)*.

Para a intolerância à atividade; avalie o nível de atividade física e a mobilidade, o estado nutricional, a necessidade de ajudas à deambulação como bengala ou andarilho para as AVD, ajude nas AVD evitando a dependência do doente, encoraje exercícios activos de ADM e encoraje o doente a participar em actividades de planeamento que aumentem gradualmente a resistência para manter a força muscular, a ADM das articulações e a tolerância ao exercício. Os doentes fisicamente inactivos precisam de melhorar a capacidade funcional através de exercícios repetitivos durante um longo período de tempo. O treinamento de força é valioso para melhorar a resistência de muitas AVDs *(Cooper & Gosnell, 2018)*.

Risco de lesão; ajudar o doente com exercícios de ADM activos e passivos e isométricos conforme tolerado, encorajar o doente a perder peso para diminuir o stress sobre as articulações que suportam peso, utilizar uma cama de amortecimento e posicionar a cama o mais baixo possível quando dorme, instruir o doente a utilizar a superfície mais macia disponível durante o exercício, a utilização de equipamento de mobilidade adaptativo, como andarilhos, bengalas e muletas, conforme indicado, e instruir o doente relativamente a medidas de segurança como cadeiras e assento de sanita elevados, utilização de corrimões e utilização correcta do equipamento de mobilidade e segurança da cadeira de rodas *(Perrin et al., 2022)*.

Avaliação; o doente verbalizará a diminuição do nível de dor, o aumento da utilização de estratégias de alívio da dor, o aumento da auto-intolerância, o aumento da atividade física, a redução da rigidez, a melhoria da mobilidade articular, a redução do peso, o aumento da capacidade de exercício, o aumento da utilização de dispositivos de assistência, o exercício ativo de ADM, a verbalização da melhoria do coping *(Potter et al., 2020)*.

Ensinar aos doentes e aos seus prestadores de cuidados competências adequadas para lidar com a situação pode ter um impacto significativo na forma como estes percepcionam a sua doença, a gravidade dos sintomas e o sofrimento psicológico a ela associado. Nos doentes diagnosticados com cancro do pulmão, a comunicação assertiva foi associada a uma menor interferência da dor e ao sofrimento psicológico; os efeitos das capacidades de enfrentamento estendem-se aos familiares prestadores de cuidados, que relataram menos sofrimento psicológico quando praticaram imagens guiadas. Outros mecanismos de coping, como a atenção plena, podem não ser tão benéficos em determinadas situações *(Janiszewska et al., 2020)*.

Médicos, psiquiatras, fisioterapeutas, enfermeiros e educadores de saúde partilham o papel de educar os doentes para se tornarem mais responsáveis pela sua saúde. O envolvimento interprofissional pode ajudar os doentes a lidar melhor com os sintomas das suas doenças. Os programas de treino de competências de coping não se revelaram eficazes na redução da gravidade da dor em doentes com osteoartrite do joelho. A equipa de saúde não conferiu benefícios em termos de dor ou funcionais para além dos cuidados cirúrgicos e pós-operatórios, mas a combinação de exercícios físicos e de treino de competências de coping com o tratamento teve uma melhoria mais significativa *(Rini et al., 2020)*.

Objeto e métodos

O objetivo do estudo:

O objetivo do presente estudo consiste em avaliar as estratégias de sobrevivência das mulheres idosas que sofrem de dores provocadas pela osteoartrite (OA) do joelho na cidade de Beni-Suef

Questão de investigação:

Para cumprir o objetivo deste estudo, foram formuladas as seguintes questões de investigação:

Quais são as estratégias utilizadas pelas mulheres idosas que sofrem de dores provocadas pela osteoartrite (OA) do joelho na cidade de Beni-Suef?

Os temas e métodos do estudo foram descritos em quatro tópicos principais, como se segue:

I. Conceção técnica.
II. Conceção operacional.
III. Conceção administrativa.
IV. Desenho estatístico.

I- Conceção técnica

A conceção técnica inclui a conceção, o cenário, os temas e os instrumentos de recolha de dados.

Conceção

No presente estudo foi utilizado um desenho de investigação descritivo e transversal.

Definição

O presente estudo foi realizado no hospital universitário de Beni Suef, na clínica ambulatória de ortopedia e na unidade de fisioterapia. O ambulatório de ortopedia estava situado no rés do chão. A unidade de fisioterapia situava-se no terceiro andar.

Temas
Tamanho da amostra:

O tamanho da amostra foi calculado para determinar a prevalência de qualquer tipo de estratégia de coping com 50% ou mais de prevalência, com 5% de precisão absoluta, com um nível de confiança de 95%. Utilizando o pacote de software Open-Epi para a estimativa de proporção única para variáveis dicotómicas com correção de população finita, a dimensão da amostra estimada é de 278 indivíduos. Este número foi aumentado para 300 para antecipar uma taxa de não resposta de cerca de 10%.

Técnica de amostragem:

Foi utilizada uma técnica de amostragem consecutiva não probabilística para recrutar mulheres idosas de acordo com os critérios de elegibilidade.

Critérios da amostra: Todas as mulheres idosas que sofriam de dores provocadas pela osteoartrite (OA) do joelho e que frequentavam os locais de estudo foram seleccionadas para a amostra do estudo depois de preencherem os seguintes critérios.

Critérios de inclusão:

- ✓ Idosos (idade ≥65 anos)
- ✓ Diagnosticado como tendo osteoartrite (OA) do joelho há pelo menos um ano; este facto será confirmado por análise do processo ou relatório médico e historial.

Critérios de exclusão:

- ✓ Deficiência cognitiva
- ✓ Problemas de saúde que ponham em risco a vida ou que limitem gravemente a função, para além da OA (por exemplo, cancro, doença pulmonar obstrutiva crónica - DPOC, etc.).

Instrumentos de recolha de dados

Foram utilizados quatro instrumentos para recolher os dados do presente estudo.

Instrumento (1) questionário de entrevista: foi desenvolvido pelo investigador; é composto por 2 partes: -

Parte I: Dados demográficos:

O questionário foi elaborado pelo investigador em língua árabe. Esta parte dizia respeito às características demográficas das mulheres idosas, tais como: idade, nível de escolaridade, situação profissional, estado civil e residência.

Parte II: História clínica da artrite do joelho:

O seu objetivo era avaliar a história clínica atual dos doentes relativamente à osteoartrite do joelho.

Ferramenta (2): Escala de Katz:

Foi adaptado de *(Katz et al., 1963)*. O seu objetivo era avaliar a independência de mulheres idosas com osteoartrite do joelho relativamente às actividades de vida diária (AVD). Incluía os 6 itens: tomar banho, vestir-se, usar a casa de banho, mobilidade, controlo da produção e nutrição.

O sistema de pontuação

A pontuação global total de 6 para 6 itens, foi classificada em duas categorias (com supervisão, orientação e assistência pessoal ou cuidados completos = Zero e sem supervisão ou orientação ou assistência pessoal = 1).

A pontuação total desta escala é classificada em três categorias com base no seguinte:

Função completa = 6

Deficiência moderada = 4-5

Incapacidade funcional grave = ≤ 3

Instrumento(3): Escala visual analógica (EVA):

Foi adaptado de *(Hawker et al, 2011)*. O seu objetivo era avaliar a gravidade da dor em mulheres idosas com osteoartrite do joelho e incluir números de 1 a 10 na caixa que descrevia a intensidade da dor no joelho sentida pela doente.

O sistema de pontuação

A pontuação total desta escala foi de 10 e classificada em três categorias com base no seguinte:

Sem dor = 0

Dor moderada = 1<6

Dor intensa = 6-10

Instrumento(4) : Inventário de enfrentamento da dor (PCI):

Foi adaptado de *(Kmaimaat e Evers, 2003)*. *O* seu objetivo era avaliar as estratégias de coping utilizadas para lidar com a dor da OA entre mulheres idosas com osteoartrite do joelho. Incluía os seguintes itens:

Parte I: Transformação da dor: incluía fingir que a dor não está presente, fingir que a dor não diz respeito ao corpo, imaginar que a dor é menos violenta do que é na realidade e pensar nas dificuldades dos outros (4 itens com pontuação 16).

Parte II: Distração: incluía tomar um banho ou duche, pensar em coisas agradáveis ou em acontecimentos, distrair-se realizando uma atividade física e distrair-se lendo, ouvindo música (5 itens com pontuação 20).

Parte III: Reduzir as exigências: incluía continuar as actividades com menos esforço, continuar as actividades com um ritmo mais lento e continuar as actividades com menos precisão (3 itens com pontuação 12).

Parte IV: Retirar-se: inclui certificar-se de que não me perturbo, retirar-me para um ambiente repousante, evitar sons incómodos e evitar a luz (7 itens com pontuação 28).

Parte V: Preocupação: incluía a concentração na dor a toda a hora, a autoadministração de outros estímulos físicos, pensar em coisas que ficam por fazer por causa da dor e começar a preocupar-se (9 itens com pontuação 36).

Parte VI: Repouso: incluía parar as actividades, limitar-se a actividades simples, não se esforçar fisicamente e descansar sentado ou deitado (5 itens com pontuação 20).

O sistema de pontuação

A pontuação global total de 132 para 33 subitens, foi classificada em quatro categorias como
- Partes I, II e III (raramente = 1, por vezes poucos = 2, por vezes muitos = 3 e quase sempre = 4).
- Partes IV, V e VI (raramente = 4, por vezes poucos = 3, por vezes muitos = 2 e quase sempre = 1).

A pontuação total desta escala é classificada em três categorias com base no seguinte:
- Baixo nível de adaptação ≤60% da pontuação total (≤ 79,2 pontuações)
- Nível moderado de adaptação >60% - <80% da pontuação total (> 79,2 - <105,6 pontuações)
- Nível de coping elevado ≥ 80 % da pontuação total (≥ 105,6 pontuações)

II- Conceção operacional:

Inclui as fases preparatórias, a validade e a fiabilidade dos instrumentos, o estudo-piloto e o trabalho de campo.

Fase preparatória:

Inclui a revisão da literatura relacionada e o conhecimento teórico de vários aspectos do estudo, utilizando livros, artigos, periódicos da Internet e revistas para desenvolver instrumentos de recolha de dados.

Validade e fiabilidade

Validade do conteúdo: os instrumentos foram examinados por um painel de cinco peritos no domínio da enfermagem de saúde comunitária para determinar se os itens incluídos são abrangentes, compreensíveis, aplicáveis, claros e adequados para atingir o objetivo do estudo. As alterações foram efectuadas com base na opinião dos peritos.

Fiabilidade: No presente estudo, a fiabilidade foi testada utilizando os coeficientes Alfa de Cronbach para a escala de Katz, que foi de 0,833, para a escala visual analógica, que foi de 0,723, e para o Pain Coping Inventory, que foi de 0,784.

Estudo piloto:

Foi efectuado um estudo-piloto em 30 doentes (10%) dos sujeitos do estudo para testar a clareza, a aplicabilidade, a viabilidade e a relevância dos instrumentos utilizados e para determinar o tempo necessário para a aplicação dos instrumentos de estudo. Os doentes que foram incluídos no estudo-piloto foram excluídos da amostra porque foram efectuadas modificações essenciais após a realização do estudo-piloto.

Trabalho de campo

O investigador explicou o objetivo do estudo às mulheres idosas incluídas no estudo. O trabalho efetivo deste estudo foi iniciado e concluído em oito meses, desde o início de agosto (2021) até ao final de março (2022). Foi obtido o consentimento oral das pacientes para participar no estudo e cada paciente foi informado de que a confidencialidade estava assegurada. Os dados foram recolhidos pelo investigador dois dias por semana (sábado e quarta-feira), nos turnos da manhã, no local anteriormente mencionado.

Considerações éticas:

O investigador esclareceu os objectivos e a finalidade do estudo aos doentes incluídos no estudo antes de o iniciar. O investigador assegurou o anonimato e a confidencialidade dos doentes incluídos no estudo. Os doentes incluídos no estudo foram informados de que podiam optar por participar ou não no estudo e que tinham o direito de se retirar do estudo em qualquer altura, sem qualquer justificação.

III- Conceção administrativa:

Foi emitida uma carta oficial por escrito da Faculdade de Enfermagem da Universidade de Beni-Suef para o diretor do Hospital Universitário de Beni-Suef, onde o estudo foi realizado, através da qual foi obtida autorização para a recolha de dados e ajuda na realização do estudo nas suas instalações.

IV- Conceção estatística:

Os dados foram recolhidos, codificados e introduzidos numa folha de Excel adequada e analisados utilizando um método estatístico apropriado. Os dados foram analisados utilizando o programa estatístico para as ciências sociais (SPSS) versão 26.0, os dados quantitativos foram expressos em média ± desvio padrão (DP) e os dados qualitativos foram expressos em frequência e percentagem. O teste de significância do qui-quadrado ($X^{2)}$) foi utilizado para comparar as proporções entre os parâmetros qualitativos. O teste do coeficiente de correlação de Pearson (r) foi utilizado para conduzir a matriz de correlação.

Resultados

Os resultados deste estudo e a análise dos dados recolhidos foram apresentados nas partes seguintes:

Parte I: Características demográficas e história médica de doença da articulação do joelho das idosas estudadas (Tabela 1, 2 e figuras 1 e 2).

Parte II: Escala de Katz para a independência nas actividades da vida diária (ADL) (quadro 3 e figura 3).

Parte III: Escala visual analógica (EVA) para a gravidade da dor (quadro 4 e figura 4).

Parte IV: Pain Coping Inventory (PCI) (Tabela 5, 6, 7, 8) e figura 5).

Parte V: Relações e correlação entre as variáveis estudadas entre as idosas (Tabela 9, 10, 11 e 12).

Parte I: Características demográficas e antecedentes médicos de doenças da articulação do joelho das mulheres idosas estudadas.

Tabela 1: Distribuição de frequência e percentagem das características demográficas das idosas estudadas (n=300).

Artigos	Não.	Percentagem
Idade		
65 -<70 anos	182	**60.7**
70-<75anos	102	34.0
≥ 75 anos	16	5.3
Média ± DP	69.8±4.71	
Nível de escolaridade		
Não ler e escrever	58	19.3
Ler e escrever	30	10.0
Ensino primário	60	20.0
Ensino secundário	152	**50.7**
Situação profissional		
Não funciona	89	29.7
negócio gratuito	59	19.7
Emprego público	110	**36.7**
Reformado	42	14.0
Estado civil		
Casado	211	**70.3**
Viúva	89	29.7
Local de residência		
Rural	181	**60.3**
Urbano	119	39.7
Número de membros da família		
1-2	91	30.3
3-4	92	30.7
5-6	117	**39.0**
Número de divisões da casa		
Um quarto	29	9.7
2 quartos	119	39.6
3 quartos	152	**50.7**
Rendimento mensal (do ponto de vista das mulheres)		
Adequado	144	48
Inadequado	156	**52.0**
Com quem vive		
Sozinho	29	9.7
Com a família	271	**90.3**

A **Tabela 1** mostra que mais da metade (60,7%) das idosas estudadas tinha idade entre 65 e 70 anos, com média ± DP (69,8±4,71), (50,7%) delas tinham ensino médio, (36,7%) delas tinham empregos públicos. Por outro lado, (70,3%) das idosas estudadas eram casadas, (60,3%) viviam na zona rural, (39%) tinham pessoas em casa entre 5-6 pessoas, (50,7%) tinham 3 divisões em casa, (52%) tinham um rendimento mensal inadequado e (90,3%) viviam com a família.

Tabela (2): Distribuição de frequência e percentagem da história médica (n=300).

Artigos	Não.	Percentagem
problema na articulação do joelho		
Um joelho	120	40.0
Dois joelhos	180	**60.0**
Natureza da dor		
Em aumento	241	**80.3**
Não muda	59	19.7
Em diminuição	0	0.0
Tratamento atual		
Medicação*		
Comprimidos	60	20.0
Injecções	119	**39.7**
Pomada	30	10.0
Todos eles	91	30.0
Fisioterapia *		
Não	150	**50.0**
Por si próprio	89	29.7
Fisioterapeuta	61	20.3
Problemas noutras articulações		
Sim	270	**90.0**
Não	30	10.0
Número de medicamentos tomados diariamente		
1-2	60	20.0
3-4	121	**40.3**
5-6	119	39.7

*As mulheres idosas tinham mais do que uma resposta.

A **Tabela (2) indica que** (60%) das mulheres estudadas tinham problema na articulação do joelho em dois joelhos, (80,3%) delas a dor aumentava, (50%) delas não eram tratadas pela fisioterapia. Enquanto que, (65,3) das idosas estudadas não foram tratadas anteriormente de osteoartrite do joelho e (90%) delas tinham problemas noutras articulações.

Tabela (3): Efeito da osteoartrite no bem-estar físico, psicológico e social.

Variável	Não.	Percentagem
Bem-estar fisiológico		
Fadiga	270	90.0
Insónia	180	60.0
Inquietação	120	40.0
Atividade física prejudicada	300	100.0
Bem-estar psicológico		
Depressão	128	42.6
Ansiedade	214	71.3
Bem-estar social		
Sentimento de culpa	140	46.6
Limitar a participação social	210	70.0

Tabela (3): indica que 100,0% das mulheres estudadas tinham comprometimento na atividade física, 90,0% das mulheres estudadas tinham fadiga e 60,0% delas tinham insónia. Além disso, 71,3% das mulheres estudadas tinham ansiedade, e 70,0% delas tinham limitação na participação social.

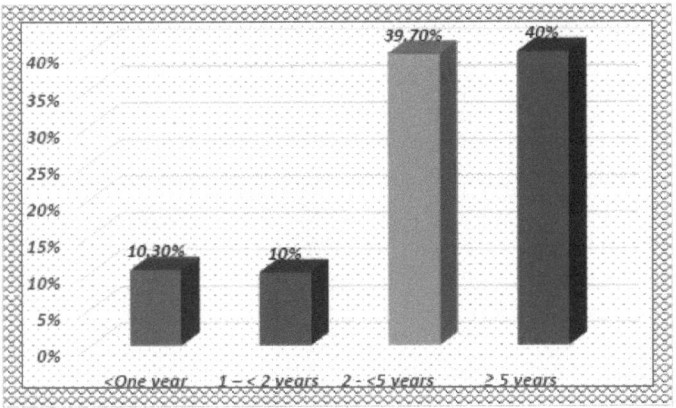

Figura (1): distribuição percentual da honestidade do problema articular do joelho entre as idosas estudadas.
Revela que, mais de um terço (40%) das idosas estudadas apresentavam problema na articulação do joelho há ≥ 5 anos.

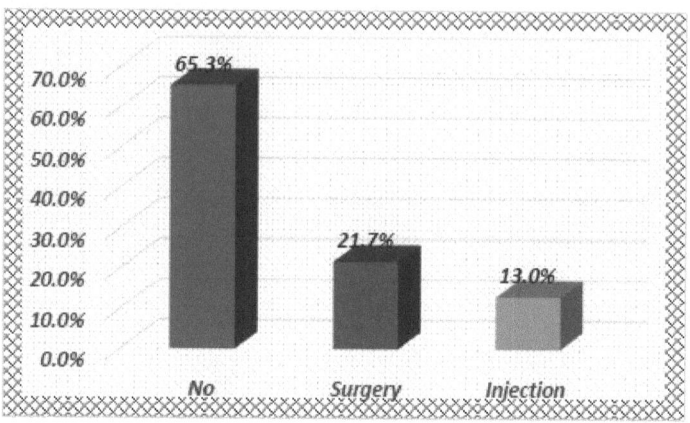

Figura (2): distribuição percentual do tratamento prévio de problema no joelho entre as idosas estudadas.

Ilustra que (65,3%) das idosas estudadas não realizaram tratamento para osteoartrite da articulação do joelho.

Parte II: Escala de Katz para a independência nas actividades da vida diária (ADL)

Tabela (4): Distribuição de frequências e percentagens das idosas do estudo relativamente à sua independência nas actividades da vida diária (n= 300).

Actividades	Sem supervisão, direção ou assistência pessoal (1)		Com supervisão, orientação e assistência pessoal ou cuidados completos (0)	
	Não	%	Não	%
1. Duche	297	93.0	21	7.0
2. Vista-se.	210	70.0	90	30.0
3. Use a casa de banho.	270	90.0	30	10.0
4. Mobilidade.	265	88.3	35	11.7
5. Controlo de saída.	267	89.0	33	11.0
6. Nutrição.	268	89.3	8.9	10.7

A tabela (4) revela que a maioria (93%) das idosas estudadas tomava banho sem supervisão ou orientação ou assistência pessoal. Enquanto que, (30%) delas se vestiam com supervisão, orientação e assistência pessoal ou cuidados completos.

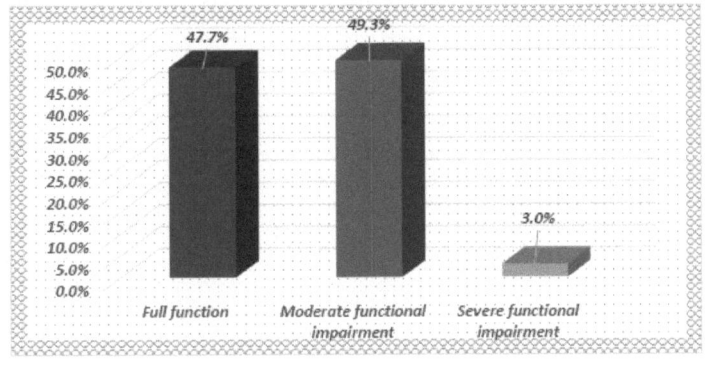

Figura (3): Nível total de independência nas atividades de vida diária entre as idosas estudadas (n=300).

Ilustra que, mais de um terço (47,7%, 49,3%) das idosas estudadas apresentavam função plena e comprometimento funcional moderado. Enquanto, (3%) delas apresentaram comprometimento funcional grave.

Parte III: Escala visual analógica (EVA) para a gravidade da dor

Tabela (5): Distribuição de frequências e percentagens das mulheres idosas do estudo relativamente ao seu nível de dor (n= 300).

Nível de dor	Não	%
1. Não tem dores.	0	0.0
2. Dor moderada.	90	30.0
3. Dores fortes.	210	70.0

A **Tabela (5)** revela que mais de dois terços (70%) das idosas estudadas apresentavam dor severa e (30%) delas apresentavam nível de dor moderado.

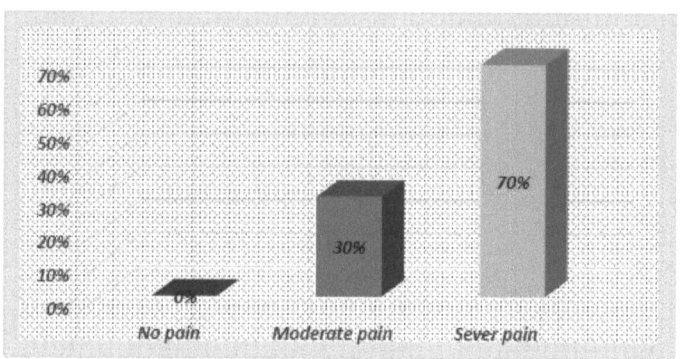

Figura (4) Nível de dor total entre as idosas estudadas (n=300).

A **Figura (4)** mostra que mais de dois terços (70%) das idosas estudadas apresentavam dor intensa e (30%) delas apresentavam nível de dor moderado.

Parte IV: Inventário de controlo da dor (PCI)

Tabela (6): Distribuição de frequências e percentagens das mulheres idosas do estudo relativamente ao seu nível de enfrentamento da dor no que respeita à adaptação positiva (n= 300).

Artigos	Raramente		Por vezes, alguns		Por vezes muito		quase sempre	
	Não	%	Não	%	Não	%	Não	%
Adaptação positiva								
A- Transformação da dor								
1- fingir que a dor não está presente	32	10.7%	139	46.3%	69	23.0%	60	20.0%
2- fingir que a dor não diz respeito ao meu corpo	31	10.3%	123	41.0%	52	17.3%	94	31.4%
3- imaginar que a dor é menos violenta do que é na realidade	85	28.3%	99	33.0%	100	33.3%	16	5.3%
4- pense nas dificuldades dos outros	44	14.7%	121	40.3%	80	26.7%	55	18.3%
B- Distração								
1- tome um banho ou duche	62	20.7%	90	30.0%	118	39.3%	30	10.0%
2- pense em coisas agradáveis dos acontecimentos	61	20.3%	74	24.7%	141	47.0%	24	8.0%
3- distrair-me com uma atividade física	25	8.3%	118	39.3%	84	28.0%	73	24.4%
4- distrair-me a ler, a ouvir música, etc.	62	20.7%	86	28.6%	125	41.7%	27	9.0%
5- faça algo, encontre algo agradável	32	10.7%	119	39.7%	84	28.0%	65	21.6%
C- Reduzir as exigências								
1- continuar as actividades com menos esforço	32	10.7%	112	37.3%	85	28.3%	71	23.7%
2- continue as	81	27.0%	116	38.7%	73	24.3%	30	10.0%

actividades com um ritmo mais lento								
3- continue as actividades com menos precisão	57	19.0%	108	36.0%	78	26.0%	57	19.0%

A **Tabela (6)** revela que mais de metade (27%) das idosas estudadas raramente continuam as actividades com um ritmo mais lento, (41%) delas fingem por vezes que a dor não diz respeito ao meu corpo, (47,0%) delas assumem por vezes pensar em coisas agradáveis e (24,4%) delas distraem-se quase sempre com uma atividade física.

Tabela (7): Distribuição de frequências e percentagens das mulheres idosas do estudo relativamente ao seu nível de enfrentamento da dor no que respeita à adaptação negativa (n= 300).

Artigos	Raramente		Por vezes, alguns		Por vezes muito		quase sempre	
	Não	%	Não	%	Não	%	Não	%
Adaptação negativa								
A- Retirar-se								
1- Certifique-se de que não me chateio	54	18.0%	108	36.0%	47	15.7%	91	30.3%
2- Retirar-se para um ambiente repousante	18	6.0%	71	23.7%	85	28.3%	126	42.0%
3- Evite sons incómodos	54	18.0%	78	26.0%	80	26.7%	88	29.3%
4- Evite a luz	27	9.0%	62	20.6%	89	29.7%	122	40.7%
5- cuidado com o que come ou bebe	18	6.0%	109	36.3%	68	22.7%	105	35.0%
6- Separe-se	36	12.0%	60	20.0%	108	36.0%	96	32.0%
7- Quando estou no exterior, tento regressar rapidamente a casa	63	21.0%	32	10.0%	146	48.7%	59	19.7%
B- Preocupação								
1- Concentre-se na dor a toda a hora	26	8.7%	56	18.6%	75	25.0%	143	47.7%
2-Autoadministração de outros estímulos físicos	6	2.0%	42	14.0%	108	36.0%	144	48.0%
3- Pense nas coisas que não foram feitas por causa da dor	30	10.0%	30	10.0%	54	18.0%	186	62.0%
4- comece a preocupar-se	0	0.0%	104	34.7%	69	23.0%	127	42.3%
5- interrogue-se sobre a causa da dor	4	1.3%	79	26.3%	69	23.0%	148	49.3%
6- pensa que a dor vai piorar	24	8.0%	41	13.7%	139	46.3%	96	32.0%
7- Pense em momentos sem dor	30	10.0%	67	22.3%	86	28.7%	117	39.0%
8- acho que vou enlouquecer de dor	28	9.3%	43	14.3%	104	34.7%	125	41.7%
9- Os outros não	88	29.3%	44	14.7%	69	23.0%	99	33.0%

compreendem o que é estar a sofrer							
C- Descanso							
1- parar as minhas actividades	62	20.7%	46	15.3%	58	19.3%	134	44.7%
2- limitar-me a actividades simples	0	0.0%	95	31.7%	100	33.3%	105	35.0%
3- não me esforço fisicamente	92	30.7%	3	1.0%	26	8.7%	179	59.7%
4- repouse sentado ou deitado	57	19.0%	122	40.7%	47	15.6%	74	24.7%
5-assuma uma postura corporal confortável	64	21.3%	90	30.0%	32	10.7%	114	38.0%

A **Tabela (7)** revela que mais de metade (62%) das idosas estudadas quase sempre Pensa em coisas que ficam por fazer por causa da dor, (48,7%) delas eram Às vezes muito Quando estão ao ar livre tentam regressar a casa em breve, (40,7%) delas eram Algumas vezes algumas muito assumem o repouso sentadas ou deitadas e (30,7%) delas eram Raramente não se esforçam fisicamente.

Tabela (8): Distribuição de frequências e percentagens das mulheres idosas do estudo relativamente às estratégias utilizadas para lidar com a dor (n= 300).

Artigos	Baixo nível de adaptação		Nível de adaptação moderado		Elevado nível de adaptação	
	Não	%	Não	%	Não	%
Transformação da dor	130	43.3%	148	49.3%	22	7.4%
Distração	110	36.7%	151	50.3%	39	13.0%
Reduzir as exigências	115	38.3%	133	44.3%	52	17.4%
Retirar-se	222	74.0%	19	6.3%	59	19.7%
Preocupação	251	83.7%	23	7.7%	26	8.6%
Descanso	172	57.3%	22	7.3%	106	35.4%
Total de enfrentamento	150	50.0%	98	32.7%	52	17.3%

A **Tabela (8)** mostra que mais de dois terços (83,7%) das idosas estudadas tinham um nível de coping baixo em relação à redução das exigências, (50,3%) delas tinham um nível de coping moderado em relação à distração e (35,4%) delas tinham um nível de coping alto em relação ao coping de descanso.

Tabela (9): Média e padrão das estratégias de enfrentamento da dor utilizadas pelas idosas estudadas (n= 300).

Variáveis	Pontuação total	Mínimo	Máximo	Média ±SD	% da pontuação média
Transformação da dor	16	6.00	15.00	9.86±1.90	61.64
Distração	20	7.00	18.00	12.49±2.46	62.46
Reduzir as exigências	12	4.00	12.00	7.27±1.85	60.61
Retirar-se	28	9.00	27.00	15.24±5.69	54.44
Preocupação	36	11.00	34.00	17.31±6.18	48.08
Descanso	20	5.00	19.00	11.00±4.49	55.0%

A **Tabela (9)** indica que a estratégia de enfrentamento da dor do inventário de distração teve a maior percentagem de pontuação média entre as outras estratégias estudadas (62,46%), e a estratégia do inventário de dor em repouso teve a menor percentagem de pontuação da dor (55,0%).

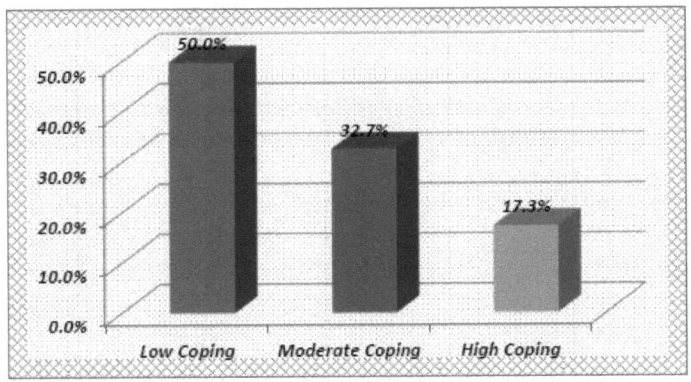

Figura (5): Nível de coping total entre as idosas estudadas (n=300).

A **Figura (5)** mostra que mais de dois terços (50,0%) das idosas estudadas tinham um nível de coping baixo, (32,7%) tinham um nível de coping moderado e apenas (17,3%) tinham um nível de coping alto.

Parte V: Relações e correlações entre as variáveis estudadas em mulheres idosas

Tabela (10): Comparação entre as características demográficas e a escala de Katz para independência nas atividades de vida diária (AVD) entre as idosas estudadas. (n=300)

Características demográficas	Não	Função completa		Comprometimento funcional moderado		Incapacidade funcional grave		X2	Valor P
		Não	%	Não	%	Não	%		
Idade									
65 -<70 anos	182	98	32.7	79	26.3	5	1.7		
70-<75anos	102	33	11.0	65	21.7	4	1.3	17.29	0.002*
≥ 75 anos	16	12	4.0	4	1.3	0	0.0		
Nível de escolaridade									
Não ler e escrever	58	0	0.0	54	18.0	4	1.3		
Ler e escrever	30	21	7.0	9	3	0	0.0	76.93	0.000**
Ensino primário	60	25	8.3	34	11.4	1	0.3		
Ensino intermédio	152	97	32.4	51	17.0	4	1.3		
Situação profissional									
Não funciona	89	49	16.4	40	13.3	0	0.0		
negócio gratuito	59	0	0.0	54	18.0	5	1.7	73.37	0.000**
Emprego público	110	66	22.0	40	13.3	4	1.3		
Reformado	42	28	14.0	14	4.7	0	0.0		
Estado civil									
Casado	211	97	32.4	105	35.0	9	3.0	4.25	0.119
Viúva	89	46	15.3	43	14.3	0	0.0		
Local de residência									
Rural	181	98	32.7	80	26.6	3	1.0	9.19	0.010*
Urbano	119	45	15.0	68	22.7	6	2.0		
Rendimento mensal									
Adequado	144	71	23.7	66	22.0	7	2.3	4.04	0.133
Inadequado	156	72	24.0	82	27.3	2	0.7		

* Estatisticamente significativo a p≤0,05
** Altamente significativo em termos estatísticos a p≤0,01

A **Tabela (10)** revela que houve diferença estatisticamente significativa entre o nível de independência das idosas nas actividades da vida diária e a sua idade e residência, houve uma diferença altamente significativa entre o nível de independência das idosas nas actividades da vida diária e o seu nível de escolaridade e situação profissional. Por outro lado, não houve diferença estatisticamente significativa entre o nível de independência das idosas nas actividades da vida diária e o seu estado civil e rendimento mensal.

Tabela (11): Comparação entre as características demográficas e o nível de dor das idosas estudadas. (n=300)

Características demográficas	Não	Sem dor		Nível de dor moderado		Nível de dor grave		X2	Valor P
		Não	%	Não	%	Não	%		
Idade									
65 -<70 anos	182	0	0.0	60	20.0	122	40.7		
70-<75anos	102	0	0.0	30	10.0	72	24.0	7.63	0.022*
≥ 75 anos	16	0	0.0	0	0.0	16	5.3		
Nível de escolaridade									
Não ler e escrever	58	0	0.0	29	9.7	29	9.7		
Ler e escrever	30	0	0.0	0	0.0	30	10.0	29.07	0.000**
Ensino primário	60	0	0.0	24	8.0	36	12.0		
Ensino intermédio	152	0	0.0	37	12.3	115	38.3		
Situação profissional									
Não funciona	89	0	0.0	77	25.7	12	4.0		
negócio gratuito	59	0	0.0	0	0.0	59	19.7	195.97	0.000**
Emprego público	110	0	0.0	13	4.3	97	32.3		
Reformado	42	0	0.0	0	0.0	42	14.0		
Estado civil									
Casado	211	0	0.0	37	12.3	174	58.0	52.61	0.000**
Viúva	89	0	0.0	53	17.7	36	12.0		
Local de residência									
Rural	181	0	0.0	90	30.0	91	30.3	84.53	0.000**
Urbano	119	0	0.0	0	0.0	119	39.7		
Rendimento mensal									
Adequado	144	0	0.0	52	17.3	92	30.7	4.92	0.026*
Inadequado	156	0	0.0	38	12.7	118	39.3		

* Estatisticamente significativo a p≤0,05
** Altamente significativo em termos estatísticos a p≤0,01

A **Tabela (11)** mostra que houve diferenças estatisticamente significativas entre o nível de dor das idosas e a sua idade e rendimento mensal. Por outro lado, houve diferenças estatisticamente significativas entre o nível de dor das idosas e o seu nível de escolaridade, situação profissional, estado civil e local de residência.

Tabela (12): Comparação entre as características demográficas e o nível de enfrentamento da dor entre as idosas estudadas. (n=300).

Características demográficas	Não	Baixo nível de adaptação		Nível de adaptação moderado		Elevado nível de adaptação		X^2	Valor P
		Não	%	Não	%	Não	%		
Idade									
50 ≤ 60 anos	182	75	50.0%	64	65.3%	43	82.7%	44.17	<0.001**
60 > 70 anos	102	74	49.3%	22	22.4%	6	11.5%		
> 70 anos	16	1	0.7%	12	12.2%	3	5.8%		
Nível de escolaridade									
Não ler e escrever	58	42	28.0%	12	12.2%	4	7.7%	78.74	<0.001**
Ler e escrever	30	0	0.0%	10	10.2%	20	38.5%		
Ensino primário	60	22	14.7%	27	27.6%	11	21.2%		
Ensino intermédio	152	86	57.3%	49	50.0%	17	32.7%		
Situação profissional									
Não funciona	89	42	28.0%	22	22.4%	25	48.1%	21.93	<0.001**
negócio gratuito	59	22	14.7%	27	27.6%	10	19.2%		
Emprego público	110	66	44.0%	30	30.6%	14	26.9%		
Reformado	42	20	13.3%	19	19.4%	3	5.8%		
Estado civil									
Casado	211	90	60.0%	74	75.5%	48	92.3%	21.09	<0.001**
Viúva	89	60	40.0%	24	24.5%	4	7.7%		

			%		%				
Local de residência									
Rural	181	102	68.0%	51	52.0%	28	53.8%	7.41	<0.05*
Urbano	119	48	32.0%	47	48.0%	24	46.2%		
Rendimento mensal									
Adequado	144	60	40.0%	49	50.0%	35	67.3%	11.77	<0.05*
Inadequado	156	90	60.0%	49	50.0%	17	32.7%		

* Estatisticamente significativo a p≤0,05
** Altamente significativo em termos estatísticos a p≤0,01

A **Tabela (12)** ilustra que houve uma diferença estatisticamente significativa entre o nível de enfrentamento da dor das idosas e a sua idade, nível educacional, situação profissional e estado civil. Por outro lado, houve uma diferença estatisticamente significativa entre o nível de enfrentamento da dor das mulheres idosas e o seu rendimento mensal e local de residência.

Tabela (13): Correlação entre a escala de Katz para ADL, a escala visual analógica e o inventário de enfrentamento da dor.

Variáveis	Inventário de enfrentamento da dor	
	r	valor de p
Escala de Katz para ADL	0.109	0.059*
Escala visual analógica	- 0.280	0.000**

r Correlação de Pearson
* Estatisticamente significativo a p≤0,05
** Altamente significativo a p≤0,01

A **tabela (13)** revela que houve uma forte correlação negativa entre o inventário total de gestão da dor e a escala visual analógica e entre a escala de Katz para ADL e a escala visual analógica. Por outro lado, registou-se uma correlação positiva entre a escala de Katz para as AVD e o inventário de gestão da dor.

Discussão

A osteoartrite (OA) é uma doença crónica, autoimune, sistémica, do tecido conjuntivo, caracterizada por sinovite progressiva em articulações simétricas, que conduz a incapacidades graves e a uma mortalidade prematura. Os efeitos mais graves da artrite reumatoide (OA) são a perda da função física e a dor crónica, que podem ter um grande impacto em diferentes áreas da existência da pessoa. As pessoas com OA têm resultados significativamente piores, em particular no funcionamento físico. No entanto, a OA também tem um grande impacto noutras áreas da vida humana, por exemplo, nas relações sociais, na vida familiar e no bem-estar psicológico *(Stanisławski, 2019)*.

Estudos recentes apontam para a existência de cada vez mais provas do papel dos enfermeiros na gestão dos doentes com artrite inflamatória crónica. Os enfermeiros de saúde comunitária ajudam os doentes com OA a atingir o objetivo final de remissão ou de baixa atividade da doença. Com base nas necessidades individuais do doente, incentivam e ajudam o doente a estabelecer comportamentos e actividades de saúde que promovam o repouso e o exercício, reduzam o stress e incentivem a independência *(Shamekh et al., 2022)*. Por isso, o objetivo do presente estudo foi avaliar as estratégias de enfrentamento das mulheres idosas que sofrem de dores provocadas pela osteoartrite (OA) do joelho na cidade de Beni-Suef.

No que diz respeito às características pessoais das mulheres estudadas, o presente estudo indicou que mais de metade das mulheres idosas estudadas tinham idades compreendidas entre 65 e 70 anos, com uma média de 69,8 anos e viviam em zonas rurais, quase um terço delas tinha empregos públicos e mais de dois terços eram casadas. *(2018),* que revelaram que a maioria dos pacientes tinha entre 50 e 70 anos de idade e era casada. Por outro lado, os resultados do presente estudo discordam de ***Östlind et al., (2022)*** que acrescentaram que a maioria da amostra estudada vivia em ambientes urbanos e estava a trabalhar.

Relativamente ao nível de escolaridade das mulheres estudadas, os resultados do presente estudo revelaram que quase metade das mulheres estudadas tinha o ensino secundário. Estes resultados do estudo estão em desacordo com os de ***Jormand et al. (2022),*** que indicaram que mais de metade da amostra estudada não tinha instrução.

Relativamente à honestidade da OA entre as mulheres estudadas, os resultados do presente estudo revelaram que mais de um terço das mulheres idosas estudadas tinha problemas nas articulações do joelho há ≥ 5 anos. Estes resultados estão de acordo com *Jaiswal et al., (2021)* que indicaram que quase metade da amostra estudada tinha uma doença de artrite reumatoide há 5 anos.

Em relação à história médica pregressa de artrite entre as mulheres estudadas, os resultados do presente estudo apontaram que mais da metade das mulheres estudadas tinha problema na articulação do joelho em dois joelhos, a maioria delas tinha dor, que aumentava regularmente em sua intensidade. Esses achados estão de acordo com *Saffari et al. (2018),* que afirmam que os principais sintomas que caracterizam a OA incluem dor persistente, inchaço, deformação das articulações, rigidez matinal e cansaço geral.

No que diz respeito ao efeito das doenças da OA no bem-estar físico, os resultados do presente estudo revelaram que a grande maioria das mulheres estudadas tinha uma incapacidade e não participava em actividades, fadiga e insónia. Estes resultados podem estar relacionados com o facto de a artrite reumatoide ser uma doença autoimune sistémica crónica que afecta principalmente as articulações sinoviais, causando inflamação (sinovite), erosão das articulações e danos na cartilagem. Isto resulta numa redução do estado funcional e na incapacidade de muitos doentes. A OA pode também manifestar-se como doença extra-articular

Estes resultados estão na mesma linha de **Mirzaei et al., (2017)** que acrescentaram que a artrite reumatoide pode afetar a maioria dos órgãos do corpo, levando a taxas de mortalidade e morbilidade mais elevadas. Além disso, **Jeihooni et al., (2021) acrescentaram** que a OA é responsável por uma diminuição acentuada da atividade física e concluíram que a atividade física proporciona muitos benefícios em doentes com AR e deve ser amplamente praticada. A promoção da atividade física deve estar entre os objectivos da educação terapêutica dos doentes com OA.

Relativamente à fadiga como um efeito físico da OA nas mulheres estudadas, os resultados do presente estudo revelaram que a grande maioria das mulheres estudadas apresentava fadiga. Estes resultados podem estar relacionados com o facto de a IL-6 ativar o eixo HPA sem uma produção compensada de cortisol, resultando em fadiga. A etiologia da fadiga na AR tem sido amplamente explicada pelo efeito das citocinas *Mueller et al., (2021)*. Além disso, estes resultados estão em consonância com *Pope (2020)*, que referiu que a fadiga é comum em todas as doenças reumáticas e músculo-esqueléticas (DRM), sendo a fadiga significativa referida por 41-80 dos doentes com artrite reumatoide (OA). Além disso, *El-Sayed & Hassanein, (2021)* indicaram que a prevalência da fadiga variava entre 40 % e 76 % nas mulheres com osteoartrite e fibromialgia, respetivamente, e entre 60 % e 74 % nas mulheres com artrite espondilóide axial.

As perturbações do sono são comuns em doentes com doenças crónicas, como a artrite osteoartrite (OA). Estes resultados podem dever-se ao facto de a má qualidade do sono estar altamente associada à dor, ao humor, à fatigabilidade, ao stress e à atividade da doença na população com doença reumática. Foram observadas várias perturbações primárias do sono na AR, incluindo uma elevada prevalência de apneia obstrutiva do sono, insónia e síndrome das pernas inquietas *(Shamekh et al., 2022)*. Estes resultados estão em consonância com *Östlind et al. (2022)*, que determinaram que a frequência de perturbações do sono em 100 doentes com AR é de 72%. Mais recentemente, *Abdelaleem et al., (2018)*, que realizaram uma pesquisa envolvendo 305 pacientes e concluíram que o mau controlo da OA está associado a uma redução na qualidade do sono, o que provavelmente é explicado por despertares relacionados à dor.

Devido à dor constante e à incapacidade progressiva, as pessoas afectadas pela osteoartrite também podem sofrer consequências psicológicas negativas da doença, tais como alterações de humor, depressão e ansiedade. No que diz respeito ao efeito da OA na saúde psicológica das mulheres estudadas, os resultados do presente estudo revelaram que a maioria das mulheres estudadas indicou que a doença de OA afectava muito negativamente o seu estado psicológico. Estes resultados podem estar relacionados com o facto de muitos factores psicossociais estarem envolvidos na OA, uma vez que a doença é crónica e progressiva. Os tratamentos actuais podem retardar a progressão da doença, mas não existe cura para a AR.

Estes resultados estão na mesma linha de *Saffari et al., (2018)* que acrescentaram que muitos doentes com OA estão stressados com a diminuição da mobilidade, o aumento da incapacidade e a redução da independência. Os sintomas de depressão, perda de emprego, dificuldades económicas, problemas sociais e de relacionamento e mudanças no estado de relacionamento são elevados entre os indivíduos com AR *Jeihooni et al., (2021)*.

Em relação ao efeito da OA na saúde social das mulheres estudadas, os resultados do presente estudo revelaram que a maioria das mulheres estudadas indicou que a doença OA afectava muito negativamente o seu estatuto social. Estes resultados podem estar relacionados com o facto de a OA poder estar na origem de limitações na participação no trabalho ou em eventos sociais, de dificuldades na realização de actividades da vida diária e na satisfação de papéis e identidades de género, culturais e familiares.

Estes resultados estão na mesma linha de *Srour & Saad (2022)*, que ilustraram que a OA afecta negativamente a dimensão social da amostra estudada, uma vez que a perda de identidade e a perda de independência são causadas pela dependência dos outros para completar as tarefas diárias, o que pode levar a sentimentos de culpa e vergonha. Além disso, os investigadores nos Países Baixos compararam os doentes com OA com os doentes sem OA para determinar se a participação limitada e a dependência dos outros conduziam a sentimentos de culpa e vergonha *Jormand et al., (2022)*.

A dor na OA pode não estar relacionada com danos nas articulações e pode mesmo ocorrer antes do início da inflamação local e do inchaço na sinóvia. Os doentes com OA com um grau de dor mais elevado referiram uma maior redução da QdV **Arslan et al., (2019)**.

Os resultados do presente estudo revelaram que a intensidade da dor da artrite varia de moderada a grave, e mais de dois terços das mulheres estudadas tinham uma intensidade de dor grave. Além disso, um relatório da Organização Mundial de Saúde (OMS) salienta as fortes relações entre as condições músculo-esqueléticas dolorosas e a redução da atividade física, da capacidade funcional e do bem-estar **Chen et al., (2019)**. Estes resultados estão de acordo com **Driban et al., (2020)** que acrescentaram que a maioria das mulheres estudadas tinha um grau de dor severo

No que diz respeito ao efeito da OA na independência das idosas estudadas nas actividades da vida diária, o presente estudo revelou que quase metade das mulheres estudadas tinha uma incapacidade funcional moderada em geral. Além disso, quase metade das mulheres estudadas são independentes no que respeita a vestir-se (e necessitam de supervisão, orientação e assistência pessoal ou cuidados completos). Estes resultados podem dever-se ao facto de a fadiga poder ter um impacto substancial nas actividades de vida diária dos doentes e na qualidade de vida em geral **Clynes et al., (2019)**. É frequentemente identificada como um dos aspectos mais desafiantes das doenças reumáticas crónicas. As causas da fadiga parecem ser multifactoriais na artrite; a atividade da doença desempenha um papel, mas outros factores, como a angústia psicológica e os tratamentos, podem ser causas adicionais de fadiga **Katz, (2017)**.

As estratégias de tratamento da OA foram drasticamente reformadas durante os últimos 20 anos, através do diagnóstico precoce, da utilização atempada de medicamentos anti-reumáticos modificadores da doença (DMARD) e da introdução de novos e eficazes "agentes biológicos", que conduziram à redução da atividade da doença e a menos incapacidades notificadas. No entanto, apesar dessas novas estratégias de tratamento, ainda são relatadas incapacidades, o que indica a necessidade de mais intervenções multiprofissionais não farmacológicas para complementar a medicação ***Lucić & Grazio, (2018)***.

Em relação ao tratamento da dor da artrite reumatoide, os resultados do presente estudo revelaram que a percentagem mais elevada de mulheres estudadas recebeu uma injeção para tratamento e que metade delas fez fisioterapia também como tratamento da artrite reumatoide. Estes resultados estão em consonância com **_Viswas et al. (2021),_** que acrescentaram que as intervenções farmacológicas para as doenças reumáticas têm um efeito limitado na fadiga e que são necessários mais tratamentos.

Existem dois tipos de coping: a) "coping ativo" (estratégias utilizadas para controlar a dor ou para funcionar apesar da dor) versus "coping passivo" (retirada e cedência do controlo sobre a dor); b) "abordagem" (estratégias de envolvimento com a dor ou com as suas causas) versus "evitamento" (estratégias de esforço para se afastar da dor) **_Stanisławski, (2019)_**.

No que diz respeito às estratégias adoptadas pelas mulheres estudadas no presente estudo, o presente estudo revelou que as mulheres estudadas adoptaram diferentes estratégias para lidar com a dor da artrite, incluindo: adaptação positiva e adaptação negativa; as estratégias de adaptação positiva incluem: transformação da dor, distração e redução da procura. O resultado do presente estudo indicou que a distração foi uma das estratégias de cópia mais utilizadas pelas mulheres estudadas. Estes resultados estão de acordo com *Janiszewska et al., (2020)* no estudo para "avaliar as estratégias de coping observadas em mulheres com artrite reumatoide" e acrescentaram que a estratégia de distração para lidar com a dor foi altamente utilizada pela doente estudada com artrite reumatoide.

Para além disso, a transformação da dor foi a segunda estratégia de adaptação positiva utilizada pelas mulheres estudadas, sendo que cerca de 50% das mulheres utilizaram-na em Às vezes muito e quase sempre. Este resultado foi apoiado por *Santos et al., (2020)* que indicaram que a transformação da dor é uma das estratégias de enfrentamento da dor mais eficazes que foi adoptada pelo paciente com dor de artrite reumatoide.

No que diz respeito à adoção de coping passivo pelas mulheres estudadas, os resultados do presente estudo revelaram que a estratégia de coping passivo de repouso foi utilizada principalmente por mais de metade das mulheres estudadas, o que pode dever-se ao facto de quase sempre não se esforçarem fisicamente, devido à incapacidade física causada pela fisiologia da artrite reumatoide. Estes resultados estão de acordo com ***Martinec et al., (2019)*** que acrescentaram que o doente estudado afetado com artrite reumatoide preferia o repouso para evitar o aumento da intensidade da dor.

O retiro é uma modalidade da medicina integrativa que pode ser útil para gerir não só a dor crónica, mas também a depressão e a ansiedade que lhe estão associadas. Mais do que isso, pode melhorar os défices da função cognitiva associados à dor crónica. Uma investigação recente realizada na Universidade de Stanford sugere que o retiro e as práticas de respiração podem ser a solução para ultrapassar a crise dos opiáceos.

Além disso, o retiro foi a segunda estratégia de enfrentamento passivo utilizada pelas mulheres estudadas, já que quase metade delas quase sempre se retira para um ambiente repousante, o resultado do presente estudo veio na mesma linha com ***Clynes et al., (2019)*** que acrescentou que os pacientes com OA procuram atendimento imediato de vários provedores tradicionais com uma ampla gama de produtos e serviços sem gatekeeping. A preocupação mais significativa expressa pelos profissionais, ambiente repousante recuando como segurança e eficácia dos tratamentos tradicionais.

No que diz respeito à relação entre o nível de independência das mulheres estudadas nas actividades da vida diária e as suas características pessoais, incluindo "idade e residência, houve uma diferença estatisticamente significativa entre o nível de independência das mulheres idosas nas actividades da vida diária e o seu nível educacional e estatuto ocupacional. Isso está de acordo com *Lazaridou et al., (2018)* que afirmaram que havia uma relação estatisticamente significativa entre o nível de independência dos pacientes nas AVDs e sua idade, residência, nível educacional, sexo e status ocupacional.

No que diz respeito à relação entre o nível de dor das mulheres estudadas e as suas características pessoais, incluindo as características pessoais, verificou-se que existiam diferenças estatisticamente significativas entre o nível de dor das mulheres idosas e a sua idade e rendimento mensal. Por outro lado, houve diferenças estatisticamente significativas entre o nível de dor das mulheres idosas e o seu nível de escolaridade, situação profissional, estado civil e local de residência. Estes resultados estão na mesma linha de *Aiyegbusi et al., (2019)* que ilustraram que havia uma relação significativa entre a dor da artrite reumatoide da amostra estudada e as suas características pessoais ($p < 0,05$).

No que diz respeito à relação entre o nível de coping em atividade das mulheres estudadas e as suas características pessoais, incluindo ilustra que, houve uma relação altamente estatisticamente significativa entre o nível de coping das mulheres idosas com dor e a sua idade, nível educacional, situação ocupacional e estado civil. Por outro lado, verificou-se uma diferença estatisticamente significativa entre o nível de coping da dor das mulheres idosas e o seu rendimento mensal e local de residência. Os resultados do presente estudo são apoiados por *Allen et al., (2019)* que indicam que houve uma relação significativa entre a idade e o nível de educação da amostra estudada e o seu nível de utilização de estratégias de coping activas.

No que diz respeito à correlação entre o nível de dor e as estratégias de coping activas e passivas, os resultados do presente estudo revelaram que existia uma associação positiva significativa entre o nível de dor e as estratégias de coping negativas, ou seja, quanto maior o coping negativo, maior o nível de dor. Estas conclusões estão de acordo com *Driban et al. (2020)*, que acrescentaram que o coping passivo está associado a maior dor e depressão por incapacidade, ao passo que o coping ativo está associado a menos dor e depressão por incapacidade.

Conclusão

Com base nos resultados do presente estudo, pode concluir-se que:

As estratégias activas de coping mais frequentemente aplicadas pelas mulheres estudadas foram a distracção e a transformação da dor. Além disso, verificou-se uma relação significativa entre as características pessoais das mulheres estudadas e a sua incapacidade física, a dor da artrite reumatoide e a pontuação total do seu coping. Para além disso, verificou-se uma forte associação negativa entre o inventário total de coping da dor e a escala visual analógica e entre a escala de Katz para as AVD e a escala visual analógica. Por outro lado, verificou-se uma correlação positiva entre a escala de Katz para as AVD e o inventário de controlo da dor.

Recomendação

Com base nas conclusões do presente estudo, podem ser recomendadas as seguintes medidas

- Avaliação periódica das mulheres idosas com osteoartrose no hospital universitário de Beni-Suef.

- Ajudar as mulheres idosas com osteoartrite a melhorar as estratégias de sobrevivência no hospital universitário de Beni-Suef.

- Elaboração de uma brochura árabe simplificada, ilustrada e exaustiva, que inclui informações sobre a osteoartrite, o seu regime terapêutico e as estratégias de sobrevivência.

- Educação para a saúde através dos meios de comunicação social sobre como lidar com a osteoartrite.

- Aumentar a sensibilização do público para a eficácia e tolerabilidade do tratamento na redução da dor e das complicações da osteoartrite através de um programa dirigido às pessoas da comunidade.

- Devem ser efectuados mais estudos em diferentes contextos.

Resumo

A osteoartrite (OA) é uma das doenças articulares mais comuns em todo o mundo, afectando 50% ou mais das pessoas idosas. Ela prejudica os joelhos de 10% das mulheres com mais de 60 anos e é a principal causa de dor, incapacidade e prejuízo na qualidade de vida das idosas *(Aweid et al., 2018)*.

A osteoartrite do joelho é muito comum, afectando 12,4 milhões (33,6%) de adultos com mais de 65 anos. Curiosamente, as mulheres são mais afectadas e sobrecarregadas pela osteoartrite do joelho do que os homens. Estudos demonstraram que a osteoartrite se manifesta de forma diferente nas mulheres e nos homens e que pode afetar certas partes do joelho de forma desproporcionada. Para além da área anatómica afetada, as mulheres apresentam-se geralmente em fases mais avançadas em comparação com os homens, têm padrões de marcha diferentes e referem mais dor e incapacidade *(Allen et al., 2019)*.

O objetivo do estudo:

O objetivo do presente estudo consiste em avaliar as estratégias de sobrevivência das mulheres idosas que sofrem de dores provocadas pela osteoartrite (OA) do joelho na cidade de Beni-Suef

Questão de investigação:

Para cumprir o objetivo deste estudo, foram formuladas as seguintes questões de investigação:

Quais são as estratégias utilizadas pelas mulheres idosas que sofrem de dores provocadas pela osteoartrite (OA) do joelho na cidade de Beni-Suef?

Contexto da investigação

O presente estudo foi realizado no hospital universitário de Beni Suef, no ambulatório de ortopedia e na unidade de fisioterapia.

Temas

Foi utilizada uma técnica de amostragem consecutiva não probabilística para recrutar mulheres idosas de acordo com os critérios de elegibilidade. A dimensão estimada da amostra é de 278 indivíduos. Este número foi aumentado para 300 para prever uma taxa de não resposta de cerca de 10%.

Critérios de inclusão:

- ✓ Idosos (idade ≥65 anos)
- ✓ Diagnosticado como tendo osteoartrite do joelho (OA) há pelo menos um ano; este facto será confirmado por análise do processo ou relatório médico e historial.

Critérios de exclusão:

- ✓ Perturbação cognitiva
- ✓ Problemas de saúde que ponham em risco a vida ou que limitem gravemente a função, para além da OA (por exemplo, cancro, doença pulmonar obstrutiva crónica - DPOC, etc.).

Instrumentos de recolha de dados

Foram utilizados quatro instrumentos para recolher os dados do presente estudo.

Instrumento (1) questionário de entrevista: foi desenvolvido pelo investigador; é composto por 2 partes: -

Parte I: Dados demográficos: Esta parte dizia respeito às características demográficas das mulheres idosas, tais como: idade, nível de escolaridade, situação profissional, estado civil e residência.

Parte II: História clínica da artrite do joelho: Tinha como objetivo avaliar a história médica atual dos doentes relativamente à osteoartrite do joelho.

Ferramenta (2): Escala de Katz: Tem como objetivo avaliar a independência de mulheres idosas com osteoartrite do joelho relativamente às actividades de vida diária (ADL).

Instrumento(3): Escala Visual Analógica (EVA): O seu objetivo era avaliar a gravidade da dor em mulheres idosas com osteoartrite do joelho.

Instrumento(4) : Inventário de coping da dor (PCI): O seu objetivo era avaliar as estratégias de coping utilizadas para lidar com a dor da OA em mulheres idosas com osteoartrite do joelho.

O presente estudo revelou os seguintes resultados principais:

- Os resultados do presente estudo revelaram que mais de metade (60,7%) das idosas estudadas tinham idades compreendidas entre os 65 e os 70 anos, com média ± DP (69,8±4,71), (50,7%) tinham educação intermédia, (36,7%) tinham empregos públicos, (70,3%) das idosas estudadas eram casadas e (60,3%) viviam na zona rural.

- Mais de um terço (47,7%, 49,3%) das idosas estudadas apresentava funcionalidade plena e comprometimento funcional moderado. Por outro lado, (3%) delas apresentavam incapacidade funcional grave.
- Mais de dois terços (70%) das idosas estudadas tinham dor intensa e (30%) delas tinham dor moderada.
- Mais de dois terços (83,7%) das idosas estudadas apresentaram um nível de coping baixo no que diz respeito à redução das exigências, (50,3%) delas apresentaram um nível de coping moderado no que diz respeito à distração e (35,4%) delas apresentaram um nível de coping elevado no que diz respeito ao coping de descanso.
- Mais de dois terços (50,0%) das idosas estudadas apresentavam um nível de coping baixo, (32,7%) um nível de coping moderado e apenas (17,3%) um nível de coping elevado.
- Relativamente à correlação entre as variáveis, verificou-se uma forte correlação negativa entre o inventário total de coping da dor e a escala visual analógica e entre a escala de Katz para as ADL e a escala visual analógica. Por outro lado, registou-se uma correlação positiva entre a escala de Katz para as ADL e o inventário de coping da dor.

Conclusão

Com base nos resultados do presente estudo, pode concluir-se que:

As estratégias activas de coping mais frequentemente aplicadas pelas mulheres estudadas foram a distração e a transformação da dor. Além disso, verificou-se uma relação significativa entre as características pessoais das mulheres estudadas e a sua incapacidade física, a dor da artrite reumatoide e a pontuação total do seu coping. Para além disso, verificou-se uma forte associação negativa entre o inventário total de coping da dor e a escala visual analógica e entre a escala de Katz para as AVD e a escala visual analógica. Por outro lado, verificou-se uma correlação positiva entre a escala de Katz para as AVD e o inventário de controlo da dor.

Recomendação

As recomendações importantes que se deduzem dos resultados do estudo são as seguintes

- Avaliação periódica das mulheres idosas com osteoartrose no hospital universitário de Beni-Suef.
- Ajudar as mulheres idosas com osteoartrite a melhorar as estratégias de sobrevivência no hospital universitário de Beni-Suef.
- Elaboração de uma brochura árabe simplificada, ilustrada e exaustiva, que inclui informações sobre a osteoartrite, o seu regime terapêutico e as estratégias de sobrevivência.
- Educação para a saúde através dos meios de comunicação social sobre como lidar com a osteoartrite.
- Aumentar a sensibilização do público para a eficácia e tolerabilidade do tratamento na redução da dor e das complicações da osteoartrite através de um programa dirigido às pessoas da comunidade.
- Devem ser efectuados mais estudos em diferentes contextos.

Referências

Abdelaleem, E. A., e Rizk, Y. M. (2018): Qualidade de vida relacionada à saúde em pacientes egípcios com osteoartrite de joelho: correlação com medidas relacionadas ao desempenho. Egypt Rheumatol Rehabil 45(3), 94-99.

Abdel-Aziz, M. A., Ahmed, H. M., El-Nekeety, A. A., e Abdel-Wahhab, M. A. (2021): Complicações da osteoartrite e as recentes abordagens terapêuticas. Inflammopharmacology, 29(6), 1653-1667.

Afzali, T., Fangel, M. V., Vestergaard, A. S., Rathleff, M. S., Ehlers, L. H., e Jensen, M. B. (2018): Custo-efetividade dos tratamentos para condições de dor no joelho não osteoartrítico: Uma revisão sistemática. PLOS ONE, 13(12), 240-290.

Ahn, J. H., Patel, N. A., Lin, C. C., e Lee, T. Q. (2019): O ligamento anterolateral da articulação do joelho: Uma revisão da anatomia, biomecânica e cirurgia do ligamento anterolateral. Knee Surgery & Related Research, 31(1), 69-76.

Aiyegbusi, A., Ishola, T., e Akinbo, S. (2019): Estratégias de enfrentamento da dor com incapacidade funcional e qualidade de vida em pacientes com osteoartrite de joelho em Lagos, Nigéria. Jornal de Ciências Aplicadas e Gestão Ambiental, 22(12), 1931-1945.

Åkesson, K. S., Sundén, A., Stigmar, K., Fagerström, C., Pawlikowska, T., e Ekvall Hansson, E. (2022): Capacitação e empoderamento entre os pacientes que participam de um programa de autogestão de osteoartrite apoiado - um estudo observacional prospetivo. BMC Musculoskeletal Disorders, 23(1), 298-304.

Allen, K. D., Somers, T. J., Campbell, L. C., Arbeeva, L., Coffman, C. J., Cené, C. W., e Keefe, F. J. (2019): Treinamento de habilidades de enfrentamento da dor para afro-americanos com osteoartrite: Resultados de um ensaio clínico randomizado e controlado. Pain, 160(6), 1297-1307.

Almhdie, I, A., Lespessailles, E., e Toumi, H. (2021): Análise da textura óssea trabecular de radiografias convencionais para a previsão do risco de substituição total do joelho: Dados da coorte da iniciativa de osteoartrite. Osteoarthritis and Cartilage, 29 (65), 198-211.

Alrushud, A. S., Rushton, A. B., Bhogal, G., Pressdee, F., e Greig, C. A. (2018): Efeito de um programa combinado de restrição alimentar e atividade física na função física e composição corporal de adultos obesos de meia-idade e idosos com OA de joelho (DRPA): Protocolo para um estudo de viabilidade. BMJ Open, 8(12), 1021-1031.

Amarya, S., Singh, K., e Sabharwal, M. (2018): Processo de envelhecimento e alterações fisiológicas. Gerontology. 9(3),387-391.

Anan, I., Bång, J., Lundgren, H., Wixner, J., e Westermark, P. (2019): Um relato de caso de osteoartrite associada à amiloidose hereditária da transtirretina ATTRV30M. Amyloid, 26(1), 29-30.

Arslan, D. E., Kutlutürkan, S., e Korkmaz, M. (2019): O efeito da massagem de aromaterapia na dor no joelho e no estado funcional em participantes com osteoartrite. Pain Management Nursing, 20(1), 62-69.

Aweid, O., Haider, Z., Saed, A., e Kalairajah, Y. (2018): Modalidades de tratamento para osteoartrite da anca e do joelho: Uma revisão sistemática da segurança. Journal of Orthopaedic Surgery, 26(3), 230-245.

Azzolino, D., Spolidoro, G. C., Saporiti, E., Luchetti, C., Agostoni, C., e Cesari, M. (2021): Alterações músculo-esqueléticas ao longo da vida: Nutrition and the life-course approach to prevention. Frontiers in Medicine, 8(4), 697-708.

Barrett, A. E., e Gumber, C. (2018): Sentir-se velho, de corpo e alma: O efeito dos lembretes do corpo envelhecido na identidade da idade. The Journals of Gerontology: Série B, 75(3), 625-629.

Bastos, R., Mathias, M., Andrade, R., Bastos, R., Balduino, A., Schott, V., e Espregueira-Mendes, J. (2018): Injeções intra-articulares de células estaminais mesenquimais expandidas com e sem adição de plasma rico em plaquetas são seguras e eficazes para a osteoartrite do joelho. Knee Surgery, Sports Traumatology, Arthroscopy, 26(11), 3342-3350.

Biver, E., Berenbaum, F., Valdes, A. M., Araujo de Carvalho, I., Bindels, L. B., Brandi, M. L., e Rizzoli, R. (2019): Microbiota intestinal e gestão da osteoartrite: Um consenso de peritos da sociedade europeia para os aspectos clínicos e económicos da osteoporose, osteoartrite e doenças músculo-esqueléticas (ESCEO). Ageing Research Reviews, 55(16), 189-195.

Blakeney, W., Clément, J., Desmeules, F., Hagemeister, N., Rivière, C., e Vendittoli, P. (2018): O alinhamento cinemático na artroplastia total do joelho reproduz melhor a marcha normal do que o alinhamento mecânico. Cirurgia do Joelho, Traumatologia Desportiva, Artroscopia, 27(5), 1410-1417.

Bowman, S., Awad, M. E., Hamrick, M. W., Hunter, M., e Fulzele, S. (2018): Avanços recentes na terapia baseada em ácido hialurónico para osteoartrite. Medicina Clínica e Translacional, 7(1), 1165-1172.

Burns, D. (2018): Fundamentos de enfermagem de adultos (2nd ed.): Londres; SAGE Publications. PP: 172-176.

Carlson, B. (2022): The aging of muscle. Muscle Biology, 7(6), 163-184.

Cheng, C., e Woo, S. L. (2020): Fronteiras da biomecânica ortopédica. EUA; Springer Nature, pp: 189-193, 200.

Chen, D., Shen, J., Zhao, W., Wang, T., Han, L., Hamilton, J. L., e Im, H. (2017): Osteoarthritis: Rumo a uma compreensão abrangente do mecanismo patológico. Bone Research, 5(1), 897-911.

Chen, H., Zheng, X., Huang, H., Liu, C., Wan, Q., e Shang, S. (2019): Os efeitos de uma intervenção de exercício domiciliar em pacientes idosos com osteoartrite do joelho: Um estudo quasi-experimental. BMC Musculoskeletal Disorders, 20(1), 6-12.

Chen, M., Hu, J., McCoy, T. P., Letvak, S., e Ivanov, L. (2018): Efeito de uma intervenção baseada no estilo de vida na qualidade de vida relacionada à saúde em adultos mais velhos com hipertensão. Journal of Aging Research, 2018,18(45), 1-8.

Chow, Y. Y., e Chin, K. (2020): O papel da inflamação na patogénese da osteoartrite. Mediadores da Inflamação, 11(9), 1-19.

Chung, M. C., e Kennedy, B. K. (2020): Aging: Mechanisms, measures, and interventions. PROTEOMICS, 20(4), 5-6.

Clynes, M. A., Jameson, K. A., Edwards, M. H., Cooper, C., e Dennison, E. M. (2019): Impacto da osteoartrite nas atividades da vida diária: O local da articulação é importante? Investigação Clínica e Experimental sobre o Envelhecimento, 31(8), 1049-1056.

Collins, N., Hart, H., e Mills, K. (2019): Osteoartrite ano em revisão 2018: Reabilitação e resultados. Osteoarthritis and Cartilage, 27(3), 378-391.

Conaghan, P. G., Arden, N., Avouac, B., Migliore, A., e Rizzoli, R. (2019): Segurança do paracetamol na osteoartrite: O que diz a literatura? Drugs & Aging, 36(1), 7-14.

Cooper, K., e Gosnell, K. (2018): E-book de enfermagem de saúde para adultos. Reino Unido; Elsevier Health Sciences, pp: 815-817.

Cornelissen, D., De Kunder, S., Si, L., Reginster, J., Evers, S., e Hiligsmann, M. (2020): Intervenções para melhorar a adesão aos medicamentos anti-osteoporose: Uma revisão sistemática actualizada. Osteoporosis International, 31(9), 1645-1669.

Conrozier, T., e Lohse, T. (2022): Glucosamina como tratamento para a osteoartrite: E se for verdade? Frontiers in Pharmacology, 13(19), 1-9.

Distefano, G., e Goodpaster, B. H. (2017): Efeitos do exercício e do envelhecimento no músculo esquelético. Cold Spring Harbor Perspectives in Medicine, 8(3), 96-105.

Driban, J. B., Bannuru, R. R., Eaton, C. B., Spector, T. D., Hart, D. J., McAlindon, T. E., e Arden, N. K. (2020): A incidência e as características da osteoartrite acelerada do joelho entre as mulheres: The Chingford cohort. BMC Musculoskeletal Disorders, 21(1), 320-328.

Elcock, K., Wright, W., Newcombe, P., e Everett, F. (2018): Essentials of nursing adults (Fundamentos de enfermagem para adultos). Reino Unido; SAGE, pp:46-47.

El-Sayed, Z., e Hassanein, S. (2021): Efeito das directrizes de instrução de enfermagem na fadiga e na dor associadas à osteoartrite do joelho. Egyptian Nursing Journal, 18(3), 141-149.

Farrugia-Bonello, R. (2021): Mulheres idosas e agismo. Mulheres Idosas e Bem-Estar, 19(4), 211-226.

Ferri, F. F. (2019): Ferri's clinical advisor 2020: 5 livros em 1. Filadélfia; Elsevier, p:1003.

Ferri, F. F. (2020): Ferri's clinical advisor 2020: 5 livros em 1. Philadelphia; Elsevier, p:1003-1005.

Fu, K., Robbins, S. R., e McDougall, J. J. (2017): Osteoartrite: A génese da dor. Rheumatology, 57(4), 43-50.

Glenn, M. (2019): Novas fronteiras em cirurgia ortopédica. EUA; Springer, pp: 194-296.

Greco, E. A., Pietschmann, P., e Migliaccio, S. (2019): Osteoporose e Sarcopenia aumentam a síndrome da fragilidade em idosos. Frontiers in Endocrinology, 10(7), 1219-1223.

Gulanick, M., Gulanick, M., Myers, J. L., e Myersn, J. L. (2021): Planos de cuidados de enfermagem: Diagnoses, interventions, and outcomes (Diagnósticos, intervenções e resultados). Filadélfia; Elsevier health science. pp: 663-665.

Gustafson, J. A., Anderton, W., Sowa, G. A., Piva, S. R., e Farrokhi, S. (2019): Rigidez dinâmica da articulação do joelho e carga da articulação do joelho contralateral durante a caminhada prolongada em pacientes com osteoartrite unilateral do joelho. Gait & Posture, 68(1), 44-49.

Heikal, M, M. Y., Nazrun, A, S., Chua, K. H., e Norzana, A. G. (2019): Extrato aquoso de Stichopus chloronotus como agente condroprotetor para condrócitos humanos isolados da cartilagem articular da osteoartrite in vitro. Cytotechnology, 71(2), 521-537.

Honvo, G., Bruyère, O., Geerinck, A., Veronese, N., e Reginster, J. (2019): Eficácia do sulfato de condroitina em pacientes com osteoartrite do joelho: Uma meta-análise abrangente explorando inconsistências em ensaios randomizados e controlados por placebo. Avanços em Terapia, 36(5), 1085-1099.

Jaiswal, A., Goswami, K., Haldar, P., Salve H. R., e Singh, U. (2021): Prevalência de osteoartrite do joelho, seus determinantes e impacto na qualidade de vida em idosos na zona rural de Ballabgarh, Haryana. J Fam Med Prim Care. 10(3), 1477-1480

Janiszewska, M., Barańska, A., Kanecki, K., Karpińska, A., Firlej, E., e Bogdan, M. (2020): Estratégias de enfrentamento observadas em mulheres com artrite reumatoide. Anais de Medicina Agrícola e Ambiental, 27 (3), 401-406.

Jeanmaire, C., Mazières, B., Verrouil, E., Bernard, L., Guillemin, F., e Rat, A. (2018): Composição corporal e sintomas clínicos em pacientes com osteoartrite da anca ou do joelho: Resultados da coorte KHOALA. Seminários em Artrite e Reumatismo, 47(6), 797-804.

Jeihooni, A. K., Fereidouni, Z., Bahmandoost, M., e Harsini, P. A. (2021): O efeito da intervenção educacional na promoção do comportamento preventivo da osteoartrite do joelho em mulheres com mais de 40 anos com base na teoria do comportamento planejado em amostra de mulheres iranianas. 19(8), 321-332.

Jiang, W., Liu, H., Wan, R., Wu, Y., Shi, Z., e Huang, W. (2021): Mecanismos que ligam a mecanotransdução mitocondrial e a biologia dos condrócitos na patogênese da osteoartrite. Ageing Research Reviews, 67(1), 301-315.

Jormand, H., Mohammadi, N., Khani Jeihooni, A., e Afzali Harsini, P. (2022): Comportamentos de autocuidado em adultos mais velhos que sofrem de osteoartrite do joelho: Aplicação da teoria do comportamento planeado. Frontiers in Public Health, 10 (5). 198-204

Katz, P. (2017): Causas e consequências da fadiga na artrite reumatoide. Current Opinion in Rheumatology, 29(3), 269-276.

Kolasinski, S. L., Neogi, T., Hochberg, M. C., Oatis, C., Guyatt, G., Block, J., e Reston, J. (2020): 2019 American College of rheumatology/Arthritis Foundation guideline for the management of osteoarthritis of the hand, hip, and knee. Arthritis Care & Research, 72(2), 149-162.

Kyoda, Y., Ichihara, K., Hashimoto, K., Kobayashi, K., Fukuta, F., e Masumori, N. (2019): A densidade sustentada de células neuroendócrinas com o envelhecimento precede o desenvolvimento de hiperplasia prostática em ratos espontaneamente hipertensos. BMC Urology, 19(1). 7-12.

Kyriazis, M. (2020): O envelhecimento como "disfunção relacionada com o tempo": Uma perspetiva. Frontiers in Medicine, 7(5), 523-530.

Lazaridou, A., Martel, M. O., Cornelius, M., Franceschelli, O., Campbell, C., Smith, M., e Edwards, R. R. (2018): A associação entre atividade física diária e dor entre pacientes com osteoartrite do joelho: O papel moderador da catastrofização da dor. Medicina da Dor, 20(5), 916-924. doi:10.1093/pm/pny129.

Levitin, D. J. (2020): Envelhecimento bem-sucedido: Um neurocientista explora o poder e o potencial das nossas vidas. Reino Unido; Penguin, pp: 167-170.

Lindler, B. N., Long, K. E., Taylor, N. A., e Lei, W. (2020): Utilização de medicamentos à base de plantas para o tratamento da osteoartrite e da artrite reumatoide. Medicamentos, 7(11), 67-70.

Lucić, L. B., and Grazio, S. (2018): Impacto da confiança do equilíbrio nas atividades de vida diária de idosos com osteoartrite do joelho em relação ao equilíbrio, função física, dor e qualidade de vida - Um relatório preliminar. Clinical Gerontologist, 41(4), 357-365.

Lynch, T. B., Chahla, J., e Nuelle, C. W. (2021): Anatomia e biomecânica do ligamento cruzado posterior. The Journal of Knee Surgery, 34(05), 499-508.

Magni, A., Agostoni, P., Bonezzi, C., Massazza, G., Menè, P., Savarino, V., e Fornasari, D. (2021): Gestão da osteoartrite: Opinião de especialistas sobre AINEs. Pain and Therapy, 10(2), 783-808.

Manlapaz, D. G., Sole, G., Jayakaran, P., e Chapple, C. M. (2019): Factores de risco para quedas em adultos com osteoartrite do joelho: Uma revisão sistemática. PM&R, 11(7), 745-757.

Martel-Pelletier, J., Maheu, E., Pelletier, J., Alekseeva, L., Mkinsi, O., Branco, J., e Rannou, F. (2018): Uma nova árvore de decisão para o diagnóstico de osteoartrite nos cuidados primários:

Consenso internacional de especialistas. Aging Clinical and Experimental Research, 31(1), 19-30.

Marzuca-Nassr, G. N., SanMartín-Calísto, Y., Guerra-Vega, P., Artigas-Arias, M., Alegría, A., e Curi, R. (2020): Atrofia do envelhecimento do músculo esquelético: Avaliação e tratamento baseado no exercício. Avanços em Medicina Experimental e Biologia, 18(11), 123-158.

Martinec, R., Pinjatela, R., e Balen, D. (2019): qualidade de vida em doentes com artrite reumatoide - Um estudo preliminar. Ata Clin Croat. Mar; 58(1):157-166.

McCarty, M. F., O'Keefe, J. H., e DiNicolantonio, J. J. (2018): Glucosamina para o tratamento da osteoartrite: Chegou a altura de realizar ensaios com doses mais elevadas. Journal of Dietary Supplements, 16(2), 179-192.

Mehrsafar, A. H., Serrano Rosa, M. A., Moghadam Zadeh, A., e Gazerani, P. (2020): Stress, estilo de vida profissional e biologia dos telómeros em atletas de elite: Uma tendência crescente na psicofisiologia do desporto. Frontiers in Psychology, 11(4),521-526.

Meiner, S. E., e Yeager, J. J. (2018): Enfermagem gerontológica - E-book. China; Elsevier Health Sciences, pp: 457-548.

Miller, C. A. (2018): Enfermagem para o bem-estar em adultos mais velhos. China; LWW, p:471.

Mirzaei, N., Mohammadi Shahbolaghi, F., Noroozi, K., e Biglarian, A. (2017): O efeito do treinamento de autogestão na autoeficácia de pacientes idosos com osteoartrite do joelho. Iranian Journal of Rehabilitation Research in Nursing, 3(4), 29-34.

Morgunova, G, V., Klebanov, A, A., e Khokhlov, A, N. (2018): Autofagia - o caminho para a morte ou imortalidade? Ativadores e inibidores da autofagia como possíveis moduladores do processo de envelhecimento. Envelhecimento: explorando um fenómeno complexo/ed. Sh. I. Ahmad. Boca Raton: Taylor & Francis, pp: 475-85.

Mueller, A., Payandeh, Z., Mohammadkhani, N., Mubarak, S. M., Zakeri, A., Alagheband Bahrami, A., e Shakibaei, M. (2021): Avanços recentes na compreensão da patogénese da artrite reumatoide: Novas estratégias de tratamento. Cells, 10(11), 317-321.

Munjal, A., Bapat, S., Hubbard, D., Hunter, M., Kolhe, R., e Fulzele, S. (2019): Avanços no biomarcador molecular para o diagnóstico precoce da osteoartrite. Biomolecular Concepts, 10(1), 111-119.

Östlind, E., Eek, F., Stigmar, K., Sant'Anna, A., Hansson, E. E., e Struglics, A. (2022): Associações entre atividade física, função articular auto-relatada e biomarcadores moleculares em indivíduos em idade ativa com osteoartrite de quadril e / ou joelho. Osteoarthritis and Cartilage, 30(5), 117-120.

Otón, T., e Carmona, L. (2019): A epidemiologia da artrite reumatoide estabelecida. Best Practice & Research Clinical Rheumatology, 33(5), 477-481.

Perrin, K. O., Sheehan, C. A., Potter, M. L., e Kazanowski, M. K. (2022): Enfermagem em cuidados paliativos: Caring for suffering patients. Reino Unido; Jones & Bartlett Learning, pp: 180-183.

Perry, A. G., Potter, P. A., Ostendorf, W., e Laplante, N. (2021): Competências e técnicas de enfermagem clínica - E-book. EUA; Elsevier Health Sciences, p: 451.

Pinskerova, V., e Vavrik, P. (2020): Anatomia e biomecânica do joelho e sua relevância para a substituição do joelho. Substituição Personalizada da Articulação da Anca e do Joelho, 56(8), 159-168.

Pope, J. E. (2020): Gestão da fadiga na artrite reumatoide. RMD Open, 6(1), e001084. doi:10.1136/rmdopen-2019-001084.

Potter, P. A., Perry, A. G., Stockert, P., e Hall, A. (2020): Fundamentos de enfermagem - E-book. EUA; Elsevier Health Sciences, pp: 990-991

Rahmati, M., Nalesso, G., Mobasheri, A., e Mozafari, M. (2017): Envelhecimento e osteoartrite: Papel central da matriz extracelular. Ageing Research Reviews, 40(1), 20-30.

Raunsbæk, K, L., Lomborg, K., Ndosi, M., Hauge, E., e De Thurah, A. (2021): A eficácia do E-lEarning na educação do paciente entregue a pacientes com artrite reumatoide: O protocolo de estudo WebRA para um ensaio pragmático controlado e aleatório. BMC Rheumatology, 5(1), 401-406.

Rezuş, E., Cardoneanu, A., Burlui, A., Luca, A., Codreanu, C., Tamba, B., e Rezuş, C. (2019): A ligação entre Inflammaging e doenças articulares degenerativas. Revista Internacional de Ciências Moleculares, 20(3), 614-618.

Riddle, D., Keefe, F., Ang, D., Slover, J., Jensen, M., Bair, M., e Dumenci, L. (2019): Ensaio clínico randomizado de treinamento de habilidades de enfrentamento da dor para pacientes que catastrofizam sobre a dor antes da artroplastia do joelho. Osteoarthritis and Cartilage, 27(18), 484-489.

Rini, C., Katz, A. W., Nwadugbo, A., Porter, L. S., Somers, T. J., e Keefe, F. J. (2020): Mudanças na identificação de possíveis estratégias de enfrentamento da dor por pessoas com osteoartrite que completam o treinamento de habilidades de enfrentamento da dor baseado na web. Revista Internacional de Medicina Comportamental, 28(4), 488-498.

Runhaar, J., e Zhang, Y. (2018): Podemos prevenir a OA? Epidemiologia e saúde pública - perspectivas e implicações. Rheumatology, 57(4), 3-9.

Ruszymah, B. I., Shamsul, B., Chowdhury, S., e Hamdan, M. (2019): Efeito da densidade celular na formação de construções cartilaginosas tridimensionais usando fibrina e condrócitos osteoartríticos humanos. Indian Journal of Medical Research, 149(5), 641-646.

Ryan, S. (2020): Enfermagem a pessoas idosas com artrite e outras doenças reumatológicas. EUA; Springer Nature, pp: 183-185.

Saffari, M., Emami Meybodi, M. K., Sanaeinasab, H., Karami, A., Pakpour, A. H., e Koenig, H. G. (2018): Uma teoria de intervenção baseada em comportamento planejado para melhorar a qualidade de vida em pacientes com osteoartrite de joelho / quadril: Um ensaio clínico randomizado e controlado. Clinical Rheumatology, 37(9), 2505-2515.

Sakaniwa, R., Noguchi, M., Imano, H., Shirai, K., Tamakoshi, A., e Iso, H. (2022): Impact of modifiable healthy lifestyle adoption on lifetime gain from middle to older age. Age and Ageing, 51(5), 876-881.

Sakellariou, G., Conaghan, P. G., Zhang, W., Bijlsma, J. W., Boyesen, P., D'Agostino, M. A., e Iagnocco, A. (2017): Recomendações da EULAR para a utilização de imagiologia na gestão clínica da osteoartrite das articulações periféricas. Anais das Doenças Reumáticas, 76(9), 1484-1494.

Salman, S. D. (2020): Efeitos do envelhecimento nos sistemas do corpo: Uma revisão. Jornal de Pesquisa sobre os Lepidópteros, 51(2), 1011-1020.

Santos, M. G., Damiani, P., Marcon, A. C., Haupenthal, A., e Avelar, N. P. (2020): Influência da osteoartrite de joelho no desempenho funcional, qualidade de vida e dor em mulheres idosas. Fisioterapia em Movimento, 33(2), 1651-1660.

Sgarbieri, V. C., e Pacheco, M. T. (2017): Envelhecimento humano saudável: Fatores intrínsecos e ambientais. Revista Brasileira de Tecnologia de Alimentos, 20(0), 1821-1828.

Shamekh, A., Alizadeh, M., Nejadghaderi, S. A., Sullman, M. J., Kaufman, J. S., Collins, G. S., e Safiri, S. (2022): O peso da osteoartrite na região do Médio Oriente e do Norte de África de 1990 a 2019. 84(9), 687-690.

Sharma, V., Anuvat, K., John, L., e Davis, M. (2017): Artrite do joelho. DeckerMed Pain Management. 38(4), 189-193.

Srour, O., e Saad, N. (2022): Efeito das compressas revulsivas nos sintomas associados ao joelho e na gravidade da dor em pacientes com osteoartrite do joelho. International Egyptian Journal of Nursing Sciences and Research, 2(2), 397-412.

Stanisławski, K. (2019): O modelo de coping Circumplex: Um modelo integrativo da estrutura de enfrentamento do stress. Fronteiras em Psicologia, 10 (5), 176-180.

Timalsina, R., e Songwathana, P. (2020): Fatores que aumentam a resiliência entre adultos mais velhos que experimentam desastres: Uma revisão sistemática. Australasian Emergency Care, 23(1), 11-22.

To, B., Ratneswaran, A., Kerr, G., e Beier, F. (2019): Investigando o papel do recetor nuclear ativado por proliferador de recetor delta (PPARδ) no envelhecimento e modelos metabólicos de osteoartrite. Osteoartrite e Cartilagem, 27(95), 267-273.

Vinatier, C., Domínguez, E., Guicheux, J., e Caramés, B. (2018): Papel da rede integrativa inflamação-autofagia-senescência na osteoartrite. Fronteiras em Fisiologia, 9(5), 311-316.

Vincent, T. L. (2020): Mecanismos de dor periférica na osteoartrite. Pain, 161(1), 138-146.

Viswas, S. (2021): Impacto dos exercícios de fortalecimento e proprioceptivos no equilíbrio e nas actividades da vida diária (ADLS) em doentes com osteoartrite do joelho do oeste de Deli, população indiana. International Journal of Pharmaceutical and Bio-Medical Science, 01(08), 97-104.

Vitaloni, M., Bemden B, A., Contreras, S, R, M., Scotton, D., Bibas, M., e Quintero, M. (2019): A gestão global de pacientes com osteoartrite do joelho começa com a avaliação da qualidade de vida: uma revisão sistemática. BMC Musculoskelet Disord 20(1):493-497.

Wang, R., e Ben, H. (2020): Processo de envelhecimento acelerado de compostos modelo de bio-óleo: Um estudo de mecanismo. Frontiers in Energy Research, 8(2), 543-550.

Wang, X., Hunter, D., Jin, X., e Ding, C. (2018): A importância da inflamação sinovial na osteoartrite: Evidências atuais de avaliações de imagem e ensaios clínicos. Osteoartrite e Cartilagem, 26(2), 165-174.

Wei, X., Dong, Z., Cheng, L., Guo, Z., e Lv, Z. (2020): Identificando os genes e vias específicos de gênero na osteoartrite por bioinfromatics. Osteoarthritis and Cartilage, 28(3), 207-2012.

Williams, P. A. (2019): Enfermagem geriátrica básica - E-book. Filadélfia; Elsevier Health Sciences, pp: 459-460.

Wood, M. J., Miller, R. E., e Malfait, A. (2022): A génese da dor na osteoartrite: A inflamação como mediador da dor da osteoartrite. Clínicas em Medicina Geriátrica, 38(2), 221-238.

Xu, H., e Van Remmen, H. (2021): A bomba SarcoEndoplasmic Reticulum calcium ATPase (SERCA): Um alvo potencial para intervenção no envelhecimento e nas patologias do músculo esquelético. Skeletal Muscle, 11(1), 96-99.

Yousefzadeh, M., Henpita, C., Vyas, R., Soto-Palma, C., Robbins, P., e Niedernhofer, L. (2021): DNA damage-how and why we age? eLife, 10(1), 873-878.

Zheng, J., Jackson, T. W., Fortier, L., Bonassar, L., Delco, M., e Cohen, I. (2019): Rastreamento de grande número de sinalização de cálcio dependente de profundidade e mecânica em condrócitos da cartilagem articular. Osteoarthritis and Cartilage, 27(2), 201-S206.

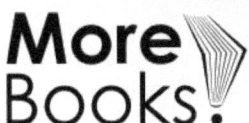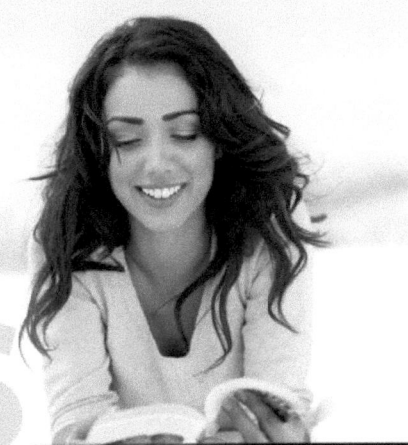

I want morebooks!

Buy your books fast and straightforward online - at one of world's fastest growing online book stores! Environmentally sound due to Print-on-Demand technologies.

Buy your books online at
www.morebooks.shop

Compre os seus livros mais rápido e diretamente na internet, em uma das livrarias on-line com o maior crescimento no mundo! Produção que protege o meio ambiente através das tecnologias de impressão sob demanda.

Compre os seus livros on-line em
www.morebooks.shop

info@omniscriptum.com
www.omniscriptum.com

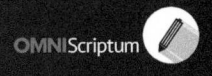

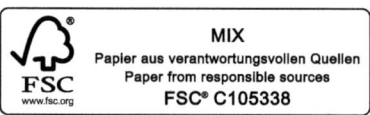

Printed by Books on Demand GmbH, Norderstedt / Germany